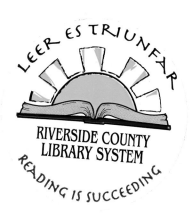

# ENCICLOPEDIA DE LAS PLANTAS MEDICINALES

## ADOLFO PÉREZ AGUSTÍ

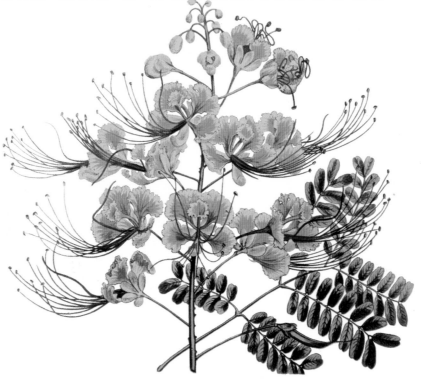

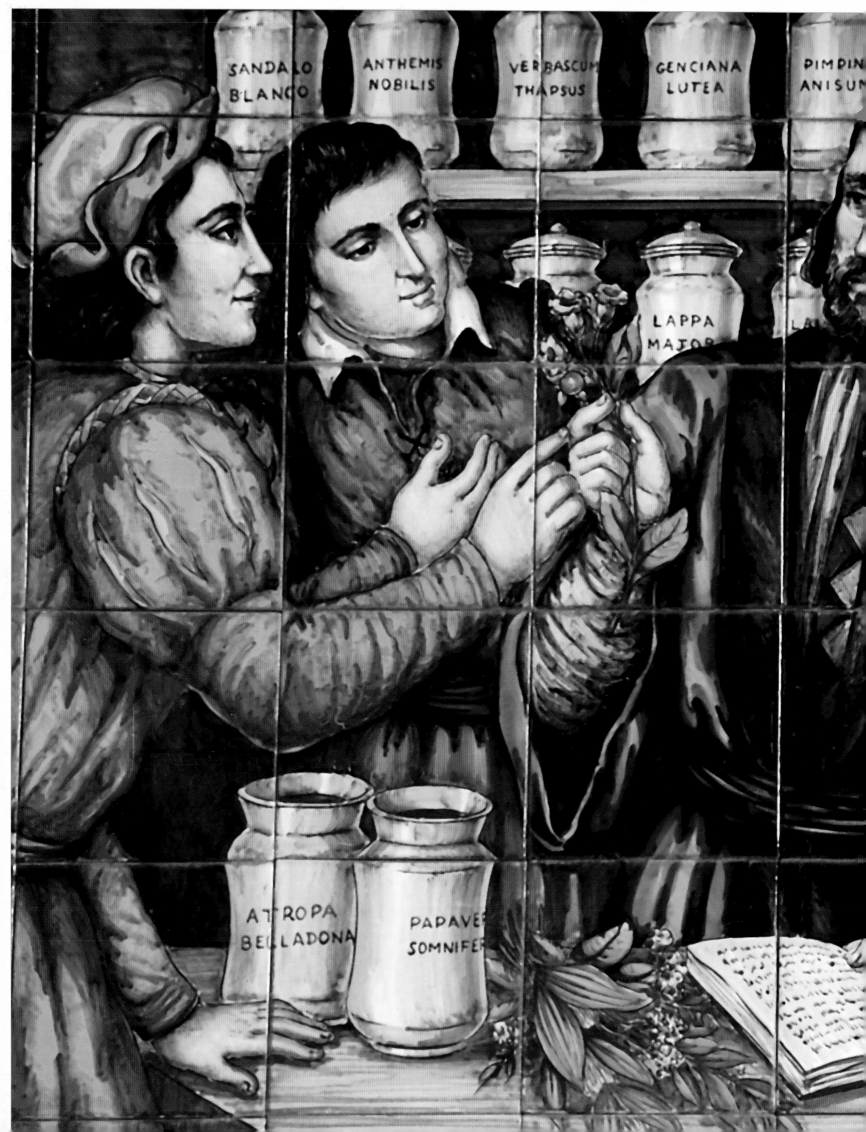

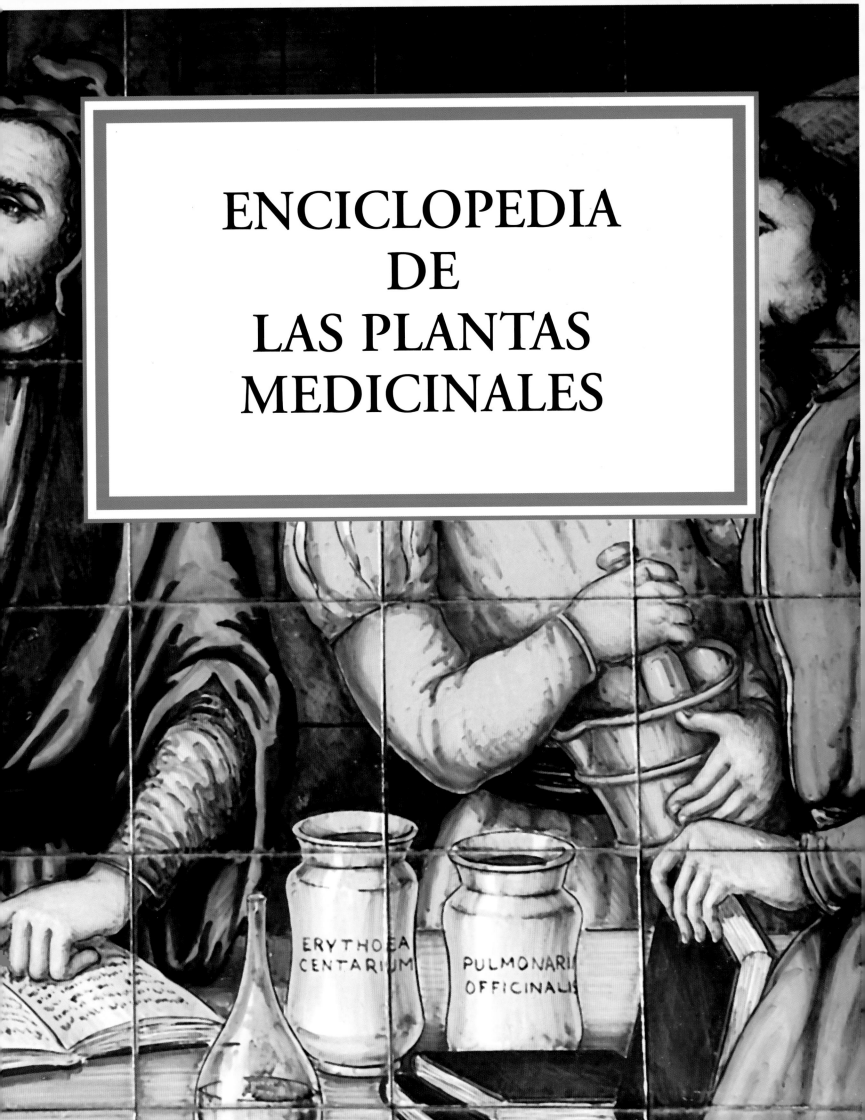

# ENCICLOPEDIA
# DE
# LAS PLANTAS
# MEDICINALES

© **EDIMAT LIBROS, S.A.**
www.edimat.es

c/ Primavera, 35
Pol. Ind. El Malvar
28500 - Arganda del Rey
Madrid - España

ISBN: 84-8403-666-9
Depósito Legal: M-35641-2001

Impreso en Gráficas COFÁS, S.A., Móstoles (Madrid).
Encuadernado en Atanes-Lainez, S.A., Móstoles (Madrid).

La presente obra ha sido revisada por D. Carlos Hermosilla.

Todas las fotografías de este libro han sido obtenidas del archivo
de Corel excepto las siguientes:

**Carlos Hermosilla**
21(3), 22, 23, 27, 28, 32, 42, 50(2), 51(2), 52, 53, 55, 57, 58, 61, 63, 64, 65(2), 66(2), 67, 68,
69(2), 70(2), 71, 72, 75, 76, 79, 80, 81(2), 85, 86, 87(2), 88(2), 89(2), 90, 92, 94, 95(2), 96, 97,
98(2), 99, 102(2), 106, 107, 108, 109, 113, 114(2), 115, 116, 117(2), 118, 120, 121, 122, 123,
126(2), 127, 128, 129, 130(2), 131, 132, 133(2), 134, 135(2), 136(3), 138, 140, 141, 142(2),
143, 144, 145, 146, 147(2), 148, 149(2), 150, 151, 152(2), 154, 155(2), 156, 157(2), 158, 159.

**Adolfo Pérez**
13, 14(2), 16, 17, 18, 19, 20(3), 21(2), 22(2), 23, 24, 25, 27(4), 28(5), 30, 32, 34, 35, 36(2), 48,
49, 52(2), 53, 56(2), 58, 59(2), 60, 61(1), 62, 63, 67, 72, 74, 79, 80, 82, 84, 86, 87, 91, 92, 93(2),
94, 97(1), 100(2), 103, 104(2), 107, 108, 109, 110, 11, 116, 118, 119, 122, 124, 125, 133,
134(2), 137(2), 140, 147, 149(2), 151(1), 154, 155, 156, 157, 158, 159.

**Juan A. García**
16, 56, 57, 110, 111, 114, 119, 123.

**Marta Gómez**
54, 111.

IMPRESO EN ESPAÑA - PRINTED IN SPAIN

# CONTENIDO

# INTRODUCCIÓN

*Una planta medicinal es un ser vivo sumamente complejo e imposible de reproducir, ni siquiera parcialmente, en un laboratorio. Aunque su principio vital parece sumamente sencillo, con la fotosíntesis que transforma el dióxido de carbono y el agua en azúcares, por medio de la energía solar, los procesos metabólicos que se crean posteriormente hacen difícil cualquier análisis sobre su ciclo natural.*

Hasta ahora se han aislado en su interior más de 12.000 principios orgánicos, algunos de ellos empleados posteriormente por la industria química para la elaboración de medicamentos. Esto, que en principio parece sensato, se ha demostrado como un tremendo error científico, puesto que al extraer una sola sustancia activa desequilibramos el conjunto. Las plantas medicinales, no lo olvidemos, son un producto extraordinario para la salud de la Humanidad cuando las empleamos íntegras, perfectamente equilibradas en sus componentes. Es su enorme complejidad la que proporciona sus grandes virtudes y cuando aislamos uno de sus componentes se produce un desequilibrio.

Los seres humanos –pero también los animales– han empleado y emplean las plantas medicinales en su estado natural desde hace al menos 5.000 años. Aunque fue Linneo en 1750 (padre de la botánica sistemática) quien las clasificó para un mejor estudio, con anterioridad otros cientos de investigadores habían ya establecido las primeras floras y sus aplicaciones terapéuticas. Por ejemplo: sabemos que los egipcios tenían en el año 1500 a.C. un jardín medicinal y que Teofrasto en el año 350 a.C. había diseñado un acertado jardín botánico en Atenas con semillas que le traía Alejandro Magno. También los monjes se sumaron a esa tradición y a lo largo de la Edad Media mantuvieron numerosos jardines en toda Europa, alcanzando gran fama los de Londres, algunos de los cuales aún perduran. Como muestra de la importancia que las plantas medicinales adquirieron, baste mencionar la importancia que en el siglo XVIII llegó a adquirir en Sudamérica la explotación de la quina y otras plantas de grandes virtudes terapéuticas. Paradójicamente, el mayor retroceso en el uso acertado de las plantas medicinales llegó en Occidente (en China por ejemplo se siguen empleando con magníficos resultados) justo con el siglo XX cuando los médicos y farmacéuticos empezaron a considerar que tanta tradición milenaria no tenía "base científica" y se hacía necesario ordenar y matizar la verdadera eficacia de las plantas medicinales. Desde ese momento, los millones de personas que habían sido curados gracias a las plantas medicinales, lo mismo que los miles de investigadores que habían estudiado con ellas, pasaron a ser considerados como discretos ignorantes a quienes había que mencionar despectivamente como curanderos. La llegada espectacular de los antibióticos, las hormonas sintéticas y los analgésicos, contribuyó en gran medida a estos hechos y pronto ni un solo médico se atrevió a volver a utilizar con sus pacientes ninguna planta medicinal en su estado natural. Y es que no proporcionaba ninguna categoría, ni social ni científica, tratar de curar a los enfermos empleando productos que se

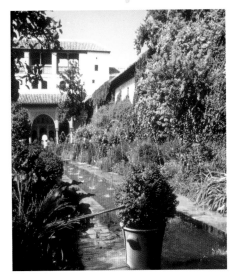

podían coger en cualquier huerta o comprar en un modesto herbolario. Es más, los mismos enfermos reclamaban el medicamento más caro del mercado, en la creencia de que tras el precio estaba su eficacia.

Para afianzar la gran diferencia entre los curanderos y los médicos alópatas quedó claro que se hacía necesario emplear también sustancias diferentes, por supuesto con receta médica. Con este razonamiento se emplearon, y se siguen empleando, cientos de sustancias químicas, la mayoría con numerosos efectos secundarios, cuya vida en el mercado de la salud es muy corta. El mismo medicamento que hace años era aplaudido y que daba prestigio a quien lo usaba, pasaba a ser considerado poco después como algo pernicioso y retirado discreta y apresuradamente del mercado farmacéutico. Recuerden si no los medicamentos que ustedes tomaban en su infancia o juventud y verán que la mayoría han desaparecido ya del mercado, en parte por la llegada de otros nuevos supuestamente más eficaces, en parte porque se demostró con los años su peligrosidad o su carencia de efectividad.

Pero las plantas medicinales no han cambiado en ese tiempo. La misma planta que se emplea hoy es igual a la que emplearon las antiguas civilizaciones y con ella nos llega también la experiencia de millones de usuarios de todo el mundo, razas y condiciones sociales. Ningún medicamento actual tiene detrás de sí tantas experiencias y por eso me atrevo a decir que cuando usted emplea una planta medicinal entera no es un insensato, sino un sabio.

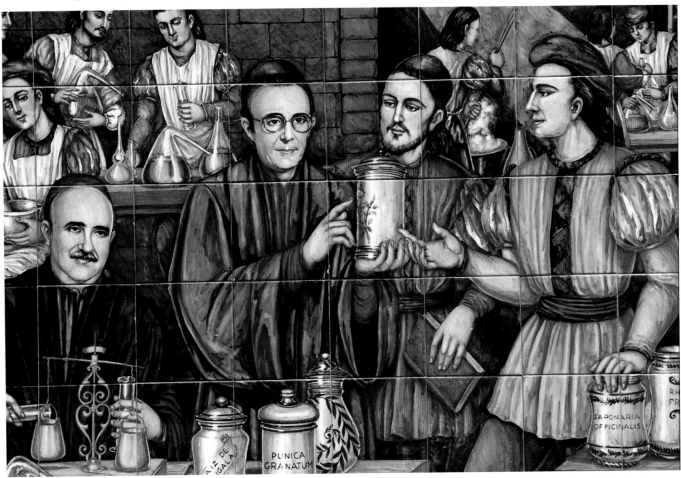

# CÓMO UTILIZAR LAS PLANTAS MEDICINALES

*Lejos quedan ya las infusiones como la mejor manera de utilizar las plantas medicinales, ya que los experimentos realizados por prestigiosos herbólogos han descubierto nuevas maneras de extraer todas las propiedades curativas de las plantas.*

Merced a estos descubrimientos encontramos ya una explicación al hecho de que una planta tenga efectos extraordinarios en unas personas y apenas nada en otras. También ahora sabemos con certeza cómo conseguir que una planta provoque una acción inmediata, sin necesidad de esperar largas semanas para la mejoría del enfermo. El secreto está simplemente en conocerlas y lograr extraer sus principios medicinales adecuadamente. Por fortuna, recientemente hay un nuevo mercado fitoterápico que recomienda la utilización de la planta fresca (viva), bien sea en forma de zumo o jarabe. Si el tiempo demuestra la veracidad de esta lógica teoría, estamos a punto de desterrar la planta seca.

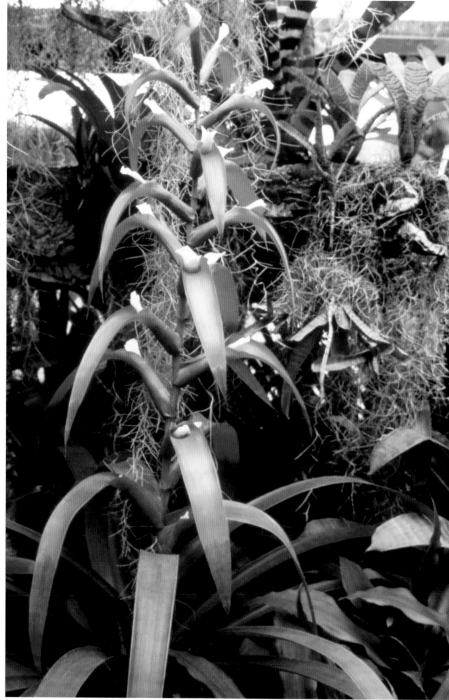

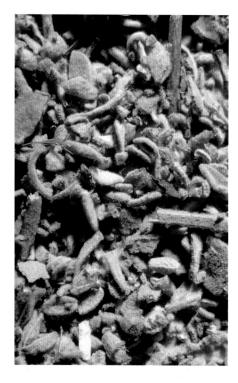

# LA MANIPULACIÓN

Para extraer de las plantas o alimentos sus propiedades curativas deben someterse a ciertas manipulaciones, ya que no siempre tomarlas crudas, tal cual, es la manera más idónea de ingerir todas ellas. Algunas necesitan transformaciones verdaderamente complejas, imposibles de realizar en un hogar normal, mientras que otras admiten formas de preparación sencillas.

Las formas más simples para extraer los principios curativos son la decocción, maceración, infusión y extracción de jugos. Estas manipulaciones, si están bien realizadas, pueden ser de tanta eficacia como otros métodos más complejos de laboratorio y la única diferencia estaría en la valoración de los componentes activos: mientras que lo que se prepara en casa varía en efectividad y concentración, las preparaciones profesionales suelen tener una concentración y efi-

cacia muy regulares. De cualquier manera, el factor más decisivo es la buena calidad de la planta, en el sentido de que crezca en tierra adecuada, con suficiente lluvia y sol, así como en realizar su recolección en la época y hora del día adecuadas.

## DECOCCIÓN

Se utiliza para extraer los principios activos de plantas muy leñosas, duras, o de las raíces y rizomas. Solamente de esta manera se puede asegurar que los principios activos pasen al agua. Por desgracia, si la cocción no está bien realizada, se pueden deteriorar muchos componentes, bien sea por calor o tiempo excesivo. Una buena decocción consiste en someter a la planta a ebullición durante un tiempo variable (dependiendo de la dureza de la parte utilizada), hasta que la cantidad de agua

sea menor que al principio. Posteriormente, el preparado se complementa con una maceración de algunas horas o días, antes de proceder al filtrado. Éste debe realizarse con mucha precaución y cuidado, ya que mediante él eliminamos todos los restos coriáceos de la planta, pelillos que pueden ser irritantes, así como las sustancias amorfas que quedan en solución. Para lograr mejores efectos, es recomendable sumergir la planta en agua fría algunos minutos antes de someterla al calor. De esta manera, parte de los principios activos pasan al agua sin modificarse, como en el caso de las plantas ricas en mucílagos.

Como es fácil de comprender, la decocción no es el mejor método para realizar preparaciones en casa, ya que el calor o un tiempo prolongado en exceso degrada muchos principios activos, facilita la evaporación de otros volátiles y puede generar algunos nuevos, los cuales no siempre tienen por qué ser benéficos. Por todo ello, se deduce que nunca podremos aprovechar al máximo toda la propiedad curativa de ciertas raíces (bastante más activas que las hojas o flores), salvo que las consumamos masticadas directamente o mediante preparaciones comerciales.

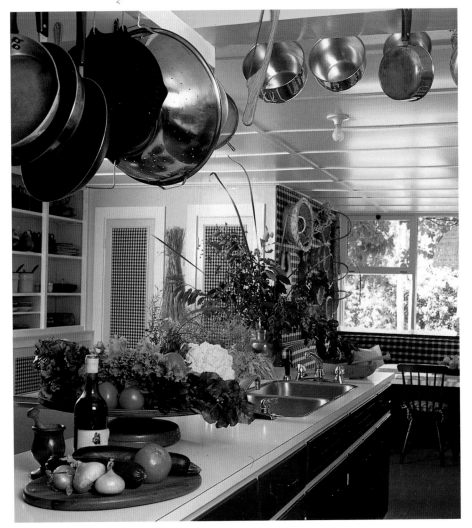

## INFUSIÓN

Es el método más utilizado y quizá el más práctico, sobre todo cuando la planta es blanda, frágil o delgada, como ocurre con las flores, hojas o yemas. En estos casos, el que las partes a utilizar estén ligeramente secas facilita la concentración de los principios activos y por tanto es más fácil que pasen al agua.

La infusión permite que la mayoría de las sustancias volátiles pasen fácilmente al agua y lo hagan de manera rápida. Para una buena utilización se deberá trocear al máximo la planta medicinal, ya que es así como lograremos poner en contacto con el agua la mayoría de sus esencias. Lo ideal sería adquirir la planta entera y trocearla en el momento de preparar la infusión, ya que si viene muy troceada del laboratorio muchas sustancias

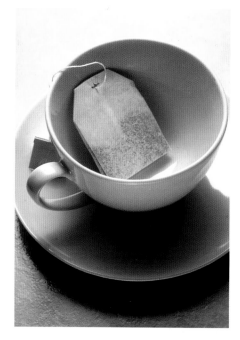

ducto resultante de una infusión en una mayor cantidad de agua. Por ejemplo, un vaso de infusión lo mezclaríamos con dos litros de agua.

De esta manera, una persona podría beber agua medicinal durante todo el día.

## EXTRACTOS

Se dividen en secos, blandos y fluidos, y dependiendo del vehículo portador se clasifican en acuosos, hidroalcohólicos y etéreos. En sí, un extracto es la concentración del jugo de la planta. Para lograr esto se le somete a un proceso de evaporación, aunque también se puede lograr mediante el liofilizado.

Para lograr un extracto se procede a evaporar la parte del jugo en unos recipientes adecuados, generalmente de porcelana, durante un tiempo variable, según requiera el grado de concentración. A medida en que aumenta el tiempo de evaporación, así disminuirá la cantidad de agua. Si la evaporamos toda, el extracto se considerará seco, y si conserva parcialmente el agua, blando.

El obtenido por liofilización se podría

considerar un extracto seco (Las pastillas de regaliz son un ejemplo), y el blando tendría la consistencia de la miel. Existen otras formas de obtener extractos: usando una solución de agua, alcohol o éter, que también tienen grandes aplicaciones. Si utilizamos el éter, se denomina extracto etéreo, y si es alcohol, hidroalcohólico. Ninguno de los dos es bien acogido por los buenos médicos naturistas.

Una de las ventajas de los extractos es que se puede valorar y, por tanto, dosificar perfectamente la cantidad y los principios activos a utilizar. Cada gota de extracto será igual al resto, del principio al fin. Otra gran ventaja es su conservación, la cual al ser tan dilatada nos permite el almacenamiento durante muchos años de sustancias medicinales que se dan en épocas cortas y, lo más importante, poder utilizar perfectamente plantas medicinales de otros países. La forma de administración es muy cómoda, fácil de ingerir, y el organismo las absorbe con rapidez.

Para lograr un extracto se utilizará la siguiente técnica: se sumerge la cantidad indicada en cada caso de plan-

volátiles se pueden haber evaporado durante el proceso de envasado. Ni que decir tiene que el utilizar plantas adquiridas a granel (al peso) es la peor manera de consumir una planta medicinal; expuestas al aire y sin la debida protección, no solamente pierden poco a poco sus aceites volátiles, sino que acumulan todo el polvo del exterior contaminándose con sustancias potencialmente dañinas para la salud.

La verdadera infusión se logra vertiendo agua hirviendo sobre una cantidad reducida de plantas, preferiblemente en recipientes de vidrio, cerámica o arcilla, pero nunca en nada que contenga metales, los cuales podrían absorberse parcialmente. Una vez bien mezcladas las dos partes, se deberá tapar inmediatamente, ya que los principios volátiles se comienzan a desprender rápidamente en forma de vapor. Una espera prudencial de 5 a 10 minutos es suficiente para lograr una buena infusión. El filtrado posterior facilitará la eliminación de ciertas partes duras o de polvo residual.

Una manera de proceder también bastante extendida es poner primeramente la planta en el agua fría y calentar hasta el primer hervor, momento en el cual se retira del fuego y se deja en reposo. Este método permite que se disuelvan más sustancias en el agua fría; el calor posterior completa esa acción.

Una tisana es la disolución del pro-

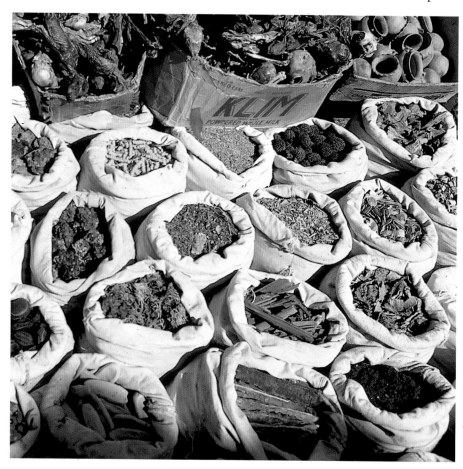

ta seca triturada y se deja macerar en suficiente cantidad de alcohol de 60 grados, durante algunas horas. Se recoge después este alcohol y se vierte de nuevo en la planta. Al cabo de 24 horas se recoge de nuevo. Así sucesivamente hasta que agotemos totalmente la planta. Posteriormente sería necesaria una destilación para eliminar toda el agua, pero esto es algo difícil de realizar en el hogar. El líquido resultante se puede conservar así durante mucho tiempo, incluso más de cinco años si lo guardamos en botellas de cristal oscuro.

Un elixir es una solución alcohólica mezclada con una solución azucarada.

### VINO MEDICINAL

Quizá la mejor solución para preparar un extracto en casa es el llamado «vino medicinal», el cual consiste en sumergir la planta troceada en vino blanco durante un tiempo variable, entre uno y quince días. El resultado es un auténtico vino con propiedades curativas y normalmente de agradable sabor. Para que no se deteriore es muy importante conservarlo alejado de la luz y el aire, y no preparar cantidades demasiado grandes (que no se van ausar) de una sola vez.

### ALCOHOLATOS

Se utilizan alcoholes de 70 ó más grados para la maceración y se aparta solamente una pequeña cantidad del líquido destilado para su consumo. Estas mezclas se hicieron muy populares gracias al Agua de Melisa o el Espíritu de Romero.

### JARABES

Para lograrlos se puede partir de la solución anterior rebajada de alcohol y añadirle azúcar. Otra manera de realizarlo es preparando previamente el líquido azucarado mediante la disolución en agua del azúcar hasta que se evapora el agua. Una vez lograda la concentración deseada, se le añaden las mezclas medicinales. Si queremos que la preparación dure bastante tiempo, habría que someter nuevamente la mezcla formada a otra ebullición para que aumente su densidad. Por supuesto, en lugar de azúcar se pueden utilizar miel o melazas.

### MACERACIÓN

Esta técnica consiste en sumergir la planta en agua fría o también en aceite durante un tiempo variable, que va desde unas horas para flores y partes blandas, a varios días para las raíces.

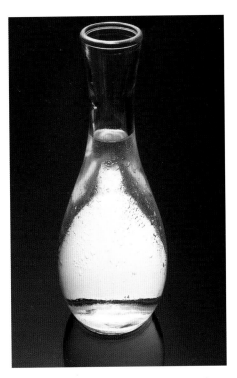

Todos aquellos principios que no sean termolábiles pasarán al líquido, en especial, pasan con facilidad los mucílagos.

Es el método más adecuado para raíces tan gruesas como las del harpagofito o la bardana, así como para elaborar un aceite de masajes o de belleza. El medio oleoso conserva muy bien los principios activos durante largo tiempo y podremos así fabricarnos un pequeño botiquín casero rico en aceite de hipericón o consuelda, por ejemplo.

### JUGOS

Éste es un método que está en la actualidad en pleno auge, ya que responde más a la idea de suplemento dietético que a la de preparación medicinal. Además, es la mejor manera de que las autoridades sanitarias dejen el campo libre a los herbolarios, sin que piensen que hay injerencias con el mercado farmacéutico. Para los verdaderos naturistas, es la manera idónea de aprovechar las virtudes de las plantas medicinales.

Para lograr un buen zumo hay que partir de una planta fresca y con abundante contenido líquido. Este líquido contendrá, además de los principios medicinales, numerosas sales minerales, vitaminas y enzimas, por lo que su eficacia será mayor que con el resto de las preparaciones. La

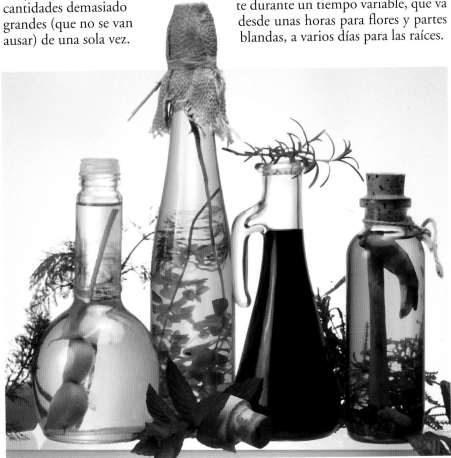

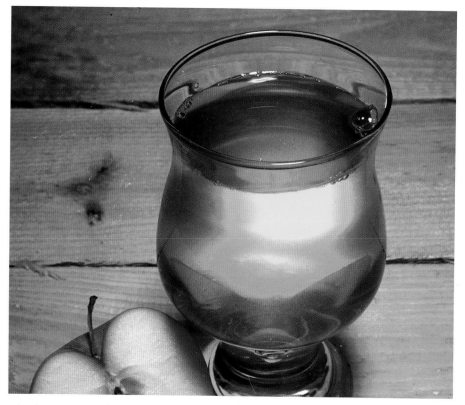

Para extraer la parte olorosa de una planta debemos someterla a un proceso de estrujado, lo que se logra mediante el aplastamiento casero o industrial. Así podremos recoger el líquido resultante, pero aún contendrá agua. Sucesivas decantaciones irán purificando cada vez más la esencia y dejándola bien pura.

A escala industrial se prefiere el método denominado esfumado, el cual consiste en raspar la superficie de los agrios mediante cuchillas especiales. Otra manera de obtener esencias es mediante el método de florecimiento en caliente. Las plantas se dejan macerar en recipientes adecuados en un disolvente graso (aceite de oliva o manteca), el cual se lava a una temperatura de 40 grados. Se realizan varias cargas de plantas hasta que la grasa se satura. Posteriormente, habrá que separar la grasa de la esencia.

En último lugar tendríamos la destilación, pero este método es casi patrimonio industrial y no merece la pena comentarlo, aun siendo uno de los mejores.

A la vista de todo lo expuesto, el lector ya podrá dedicarse poco a poco a realizar sus propias preparaciones naturales partiendo con preferencia de la planta fresca. Cuando acuda al campo a recogerlas recuerde que son un bien muy preciado para todos y evite, por tanto, mutilarlas innecesariamente o arrancarlas de raíz.

técnica más empleada es el prensado en frío, ya que así no se modifica la estructura de los componentes y conservan todas sus propiedades. En el ámbito familiar es más difícil realizar un prensado y quizá lo más práctico sea la licuadora o una buena exprimidora mecánica.

### ACEITE MEDICINAL

Se puede lograr de manera sencilla mezclando una parte del extracto de la planta a utilizar con una cantidad mayor de aceite, el cual puede ser de oliva o de almendras dulces. Otra manera, si no disponemos del extracto, es someter a lenta ebullición el aceite con la planta troceada, aunque procurando que no se caliente en demasía. Se utiliza mucho para masajes y también para lograr que se absorban las sustancias medicinales a través de la piel, ya que el frotado facilita su absorción.

### UNGÜENTOS

Aunque es una forma de utilización ya en declive, es bastante útil para cremas de belleza, ya que el principio activo permanece largo tiempo actuando sobre la piel. Mezclando manteca de cacao, lanolina o vaselina con aceites esenciales o liofilizados

(por ejemplo de jalea real), obtendremos una estupenda crema de belleza.

### ESENCIAS

Las plantas elaboran su propia esencia para protegerse de los rayos solares y quizá para favorecer la fecundación atrayendo a los insectos con su perfume. Además de esto, los aceites esenciales son extraordinariamente ricos en principios medicinales, mucho más que el resto de la planta.

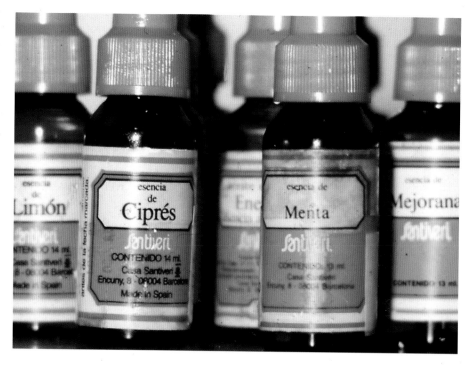

# TRATAMIENTOS DE URGENCIA POR MEDIOS NATURALES

*La naturaleza nos pone a nuestra disposición un gran arsenal de productos, plantas especialmente, que nos pueden ayudar a resolver la mayoría de las alteraciones leves de la salud que se producen en los hogares. Mucho más importante y saludable que disponer de un botiquín con medicamentos es tener siempre una serie de remedios naturales y saber manejarlos con sabiduría. Ésta es una relación de las enfermedades más comunes y su tratamiento natural.*

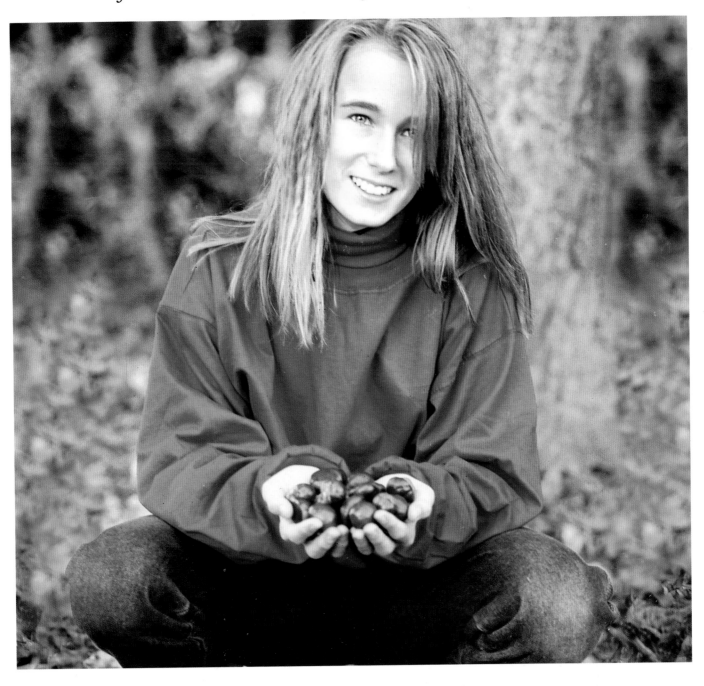

## ACIDEZ DE ESTÓMAGO

Alimentos recomendados: patatas hervidas al vapor, puré de patatas, puré de zanahorias, berza, lechuga y peras.
Plantas medicinales: regaliz, manzanilla amarga.
Agua de arcilla en ayunas.

## AMPOLLAS

Si la ampolla es pequeña no hay que tocarla y si es muy grande es conveniente romperla empleando una aguja flameada y esterilizada.
Plantas medicinales: tomillo, bardana, equinácea, convenientemente disueltas en algo de agua hervida para esterilizar y favorecer la cicatrización.

## ANGINA DE PECHO

Alimentos recomendados: nueces.
Plantas medicinales: espino blanco.

## ANGINAS

Alimentos recomendados: zumo de limón puro o gajos con la cáscara.
Plantas medicinales: equinácea, tomillo.
Toques con suero láctico.

## ASMA

Alimentos recomendados: puerros y rábanos.
Plantas medicinales: drosera, lobelia, pulmonaria.

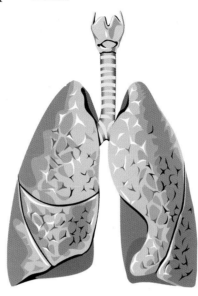

## BRONQUITIS

Alimentos recomendados: higos secos cocidos con leche o vino.
Plantas medicinales: malva, llantén, eucalipto, tusílago.

## CALAMBRES

Bebidas recomendadas: refrescos con sales minerales.
Plantas medicinales: espino blanco.

## CISTITIS

Bebidas recomendadas: líquidos calientes, zumo de limón.
Plantas medicinales: gayuba, grama.
Lavados de bajo vientre con agua muy caliente. Baños de asiento calientes con infusión de manzanilla.

## COLITIS

Alimentos recomendados: ayuno.
Plantas medicinales: menta, anís verde, manzanilla amarga.

## CONJUNTIVITIS

Alimentos recomendados: ricos en vitamina A.
Lavados de ojos con eufrasia y una pizca de sal marina.

## CONTUSIONES

Alimentos recomendados: zumo de limón.
Plantas medicinales: árnica (piel sin herida), hamamelis, milenrama.

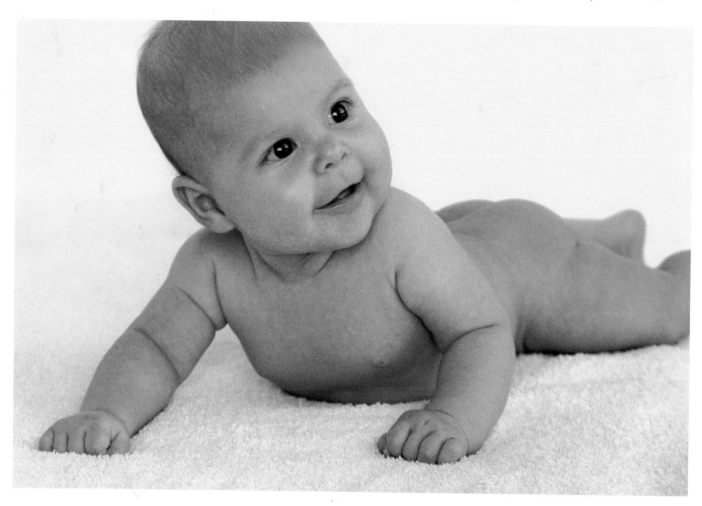

## DIARREA

Alimentos recomendados: zanahorias, arroz blanco, zumo de limón.
Plantas medicinales: agrimonia, tomillo, arándano.
Agua de arcilla cuatro veces al día.
Beber agua con sales minerales.

## DIENTES (dolor)

Alimentos recomendados: ajo.
Plantas medicinales: un clavo de especia machacado puesto en el lugar del dolor.

## EPILEPSIA

No comer alimentos muy salados.
Plantas medicinales: artemisa, valeriana.

## ESTREÑIMIENTO

Alimentos recomendados: yogur, acelgas, semillas de sésamo, salvado, germen de trigo, ciruelas pasas.
Plantas medicinales: frángula, malva, cáscara sagrada.

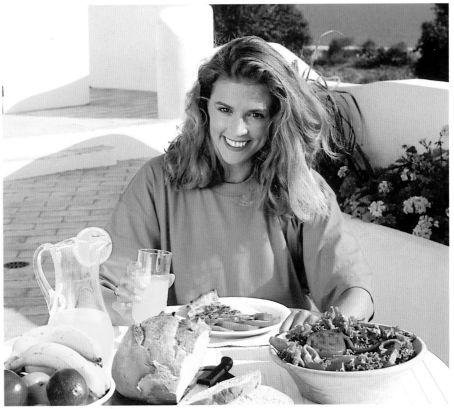

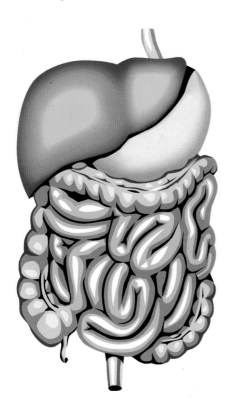

## FALTA DE APETITO (Anorexia)

Alimentos recomendados: alcachofas, endibias, cardos.
Plantas medicinales: genciana, cuasia amarga.
Comer poca cantidad, pero con frecuencia.

## FARINGITIS o LARINGITIS

Alimentos recomendados: higos secos, miel.
Plantas medicinales: erísimo, eucalipto, llantén.
Gárgaras con pulsatilla y própolis.

## FIEBRE

Ayunar. Beber muchos líquidos.
Plantas medicinales: saúco, sauce, eucalipto.
Si sube más de 38º meter en una bañera con agua a 36º, e ir bajando poco a poco la temperatura sin llegar a los 34º.

## FRACTURA

Alimentos recomendados: quesos, yogur, leche.
Plantas medicinales: compresas de consuelda. Posteriormente inmovilizar parcialmente con emplasto de arcilla y una venda no muy apretada.

## FURÚNCULO

Alimentos recomendados: rábanos, puerros, cebolla.
Plantas medicinales: bardana, local y en infusión.

## GOTA

Alimentos recomendados: no comer carne ni legumbres o espinacas.
Plantas medicinales: bardana, abedul.

## HEMORRAGIAS

Alimentos recomendados: zumos de limón.
Plantas medicinales: bolsa de pastor.
En las hemorragias por heridas resulta especialmente eficaz poner arcilla en polvo directamente en la herida.

## HEMORROIDES

Alimentos recomendados: cura de ayuno. No comer picantes.
Plantas medicinales: ginkgo biloba, milenrama, hamamelis.
Baños de asiento calientes y luego fríos. Una rodaja de tomate en la hemorroide.

## HERIDAS

Lavar siempre con agua y jabón.
Plantas medicinales: emplasto con arcilla. Posteriormente, malva y equinácea.

## HISTERIA

Un poco de sal dentro de la boca.
Plantas medicinales: melisa, tila.

## INSOMNIO

Alimentos recomendados: lechuga, yogur, cebolla.
Plantas medicinales: azahar, lúpulo, espino blanco, pasiflora.

## JAQUECA
Alimentos prohibidos: chocolate.
Plantas medicinales: melisa, mejorana, romero, tila, sauce.
Un paño de agua fría en la frente. Dos gotas de esencia de limón dentro del labio.

## LOMBRICES
Alimentos recomendados: ajo.
Plantas medicinales: tomillo.

## MENSTRUACIÓN
Plantas medicinales: ruda (retraso), caléndula, manzanilla (dolores), bolsa de pastor (hemorragias).
Semillas de onagra o borraja.

## NEURALGIAS
Alimentos prohibidos: cualquier comida o bebida fría.
Plantas medicinales: hipérico (corazoncillo), romero, sauce.

## OÍDOS (dolor)
Cataplasmas calientes detrás de la oreja. Un algodón empapado en aceite de oliva templado dentro de la oreja.
Plantas medicinales: llantén, tomillo, bardana.

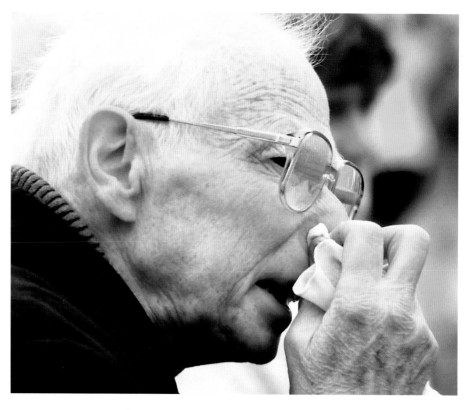

## RESFRIADO
Alimentos recomendados: sopa de cebolla.
Plantas medicinales: saúco, tomillo.
Baño de pies caliente con eucalipto.

## SABAÑONES
Alimentos recomendados: zumo de limón.
Plantas medicinales: ginkgo biloba, milenrama.
Baños calientes en los dedos y luego frotar con un gajo de limón y, finalmente, con aceite de oliva.

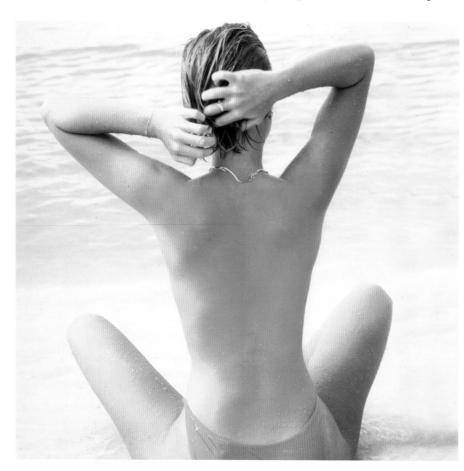

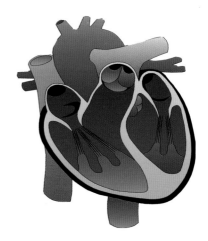

## TAQUICARDIA
Alimentos recomendados: verduras, copos de avena.
Plantas medicinales: espino blanco.

## TOS
Alimentos recomendados: higos secos.
Plantas medicinales: amapola, tusílago.
Dormir con la cabeza algo levantada.

# PLANTAS MEDICINALES PARA NUESTRO BOTIQUÍN

*Ésta es una relación de aquellas plantas medicinales que no deberían faltar en nuestro botiquín, ya que con ellas podremos solucionar la mayoría de los trastornos y emergencias hogareños. Aunque su inocuidad está fuera de toda duda, no estaría de más que consultásemos frecuentemente a un experto herbolario o tuviésemos siempre un libro de medicina natural a nuestro alcance.*

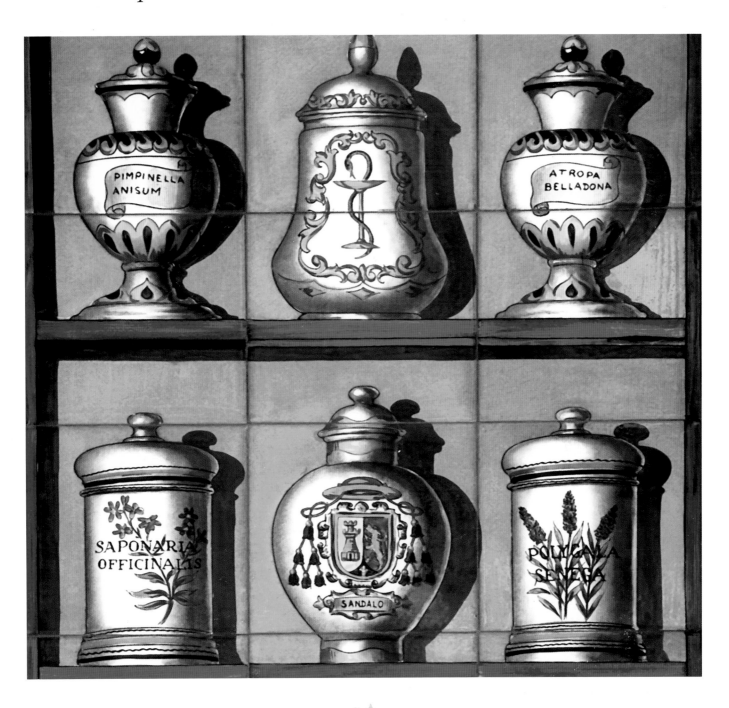

**ABEDUL**
Elimina el ácido úrico, es diurético y sudorífico.

**AJO**
Baja la tensión arterial, elimina parásitos intestinales, mejora el reúma.

**AMAPOLA**
Calma la tos y la excitación nerviosa.

**ARÁNDANO**
Las hojas mejoran la diabetes y las diarreas. Los frutos agudizan la vista y son útiles en las varices y hemorroides.

**AZAHAR**
Tranquilizante, induce al sueño.

**BARDANA**
Depurativo, antibiótico, combate el ácido úrico.

**BOLSA DE PASTOR**
Antihemorrágico.

**CALÉNDULA**
Limpieza de heridas, ayuda en las menstruaciones dolorosas.

**CARDO MARIANO**
Hepatopatías, intoxicaciones por drogas o alcohol.

**CLAVO**
Aplicado en los dientes, calma el dolor de éstos.

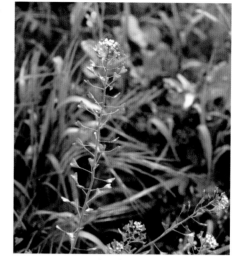

*Bolsa de pastor.*

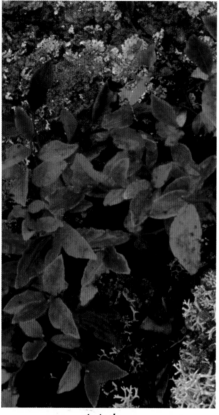

*Arándano.*

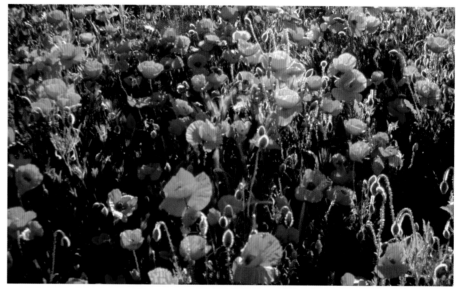

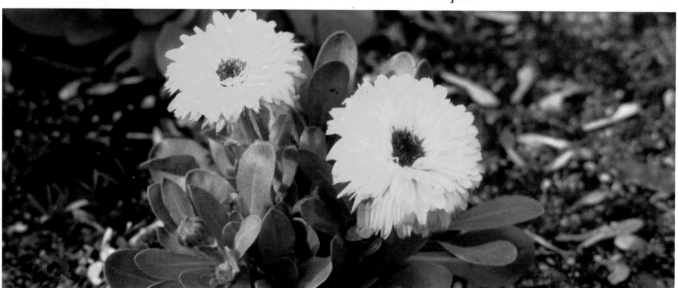

*Amapola.*

*Caléndula.*

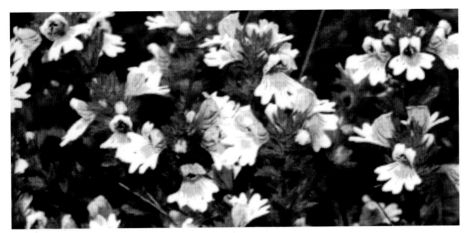

*Eufrasia.*

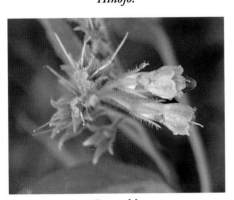

*Hinojo.*

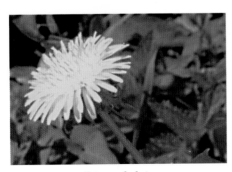

*Consuelda.*

### COLA DE CABALLO
Diurético suave.

### CONSUELDA
Se le llama el arreglahuesos. De uso externo exclusivamente.

### COPALCHI
Para la diabetes.

### DIENTE DE LEÓN
Para los problemas biliares, incluido los cólicos.

### ELEUTEROCOCO
Cansancio, tensión baja.

### EQUINÁCEA
Antibiótico, analgésico, refuerza las defensas.

### ESPINO BLANCO
Todas las cardiopatías. Trastornos de la tensión arterial.

### EUCALIPTO
Antiséptico de las vías respiratorias. Baja la fiebre en las bronquitis.

### EUFRASIA
Para lavado de ojos.

### FRÁNGULA
Estreñimiento. No emplear más de siete días seguidos.

### FUCUS
Adelgazante, bocio.

### GAYUBA
Cistitis, limpieza de vías urinarias.

### GINKGO BILOBA
Varices, hemorroides.

### HARPAGOFITO
Antiinflamatorio, antirreumático.

### HIDRASTIS
Hemorragias vaginales.

### HINOJO
Gases intestinales. Estimula la subida de la leche materna.

### HIPERICÓN
Antidepresivo.

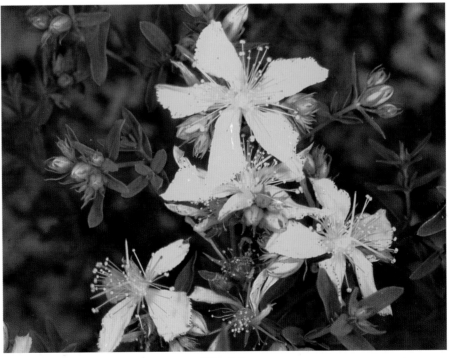

*Hipericón.*

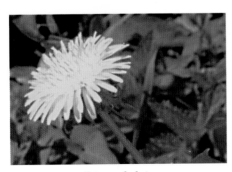

*Diente de león.*

**LLANTÉN MENOR**
Afecciones de garganta.

**MANZANILLA AMARGA**
Indigestiones, cólicos abdominales.

**MEJORANA**
Dolor de cabeza.

**OLIVO**
Baja la tensión y el colesterol. Mejora la diabetes.

**REGALIZ**
Calma la acidez de estómago, es expectorante.

**ROMERO**
Estimulante suave de uso diario. Sube la tensión arterial y ayuda a estudiar.

**SAUCE**
Calma los dolores en general, baja la fiebre.

**SAÚCO**
Baja la fiebre, ayuda a sudar, estimula las defensas.

**TOMILLO**
Estimula las defensas, antibiótico natural, expulsa parásitos.

**VARA DE ORO**
Diurético eficaz.

**VINCAPERVINCA**
Mejora la circulación cerebral.

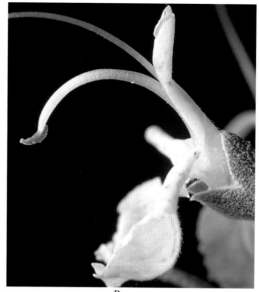

*Romero.*

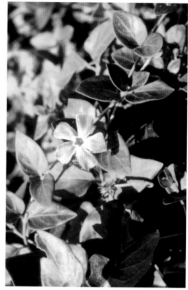

*Vincapervinca.*

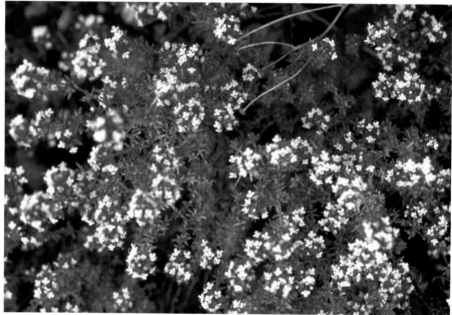

*Tomillo.*

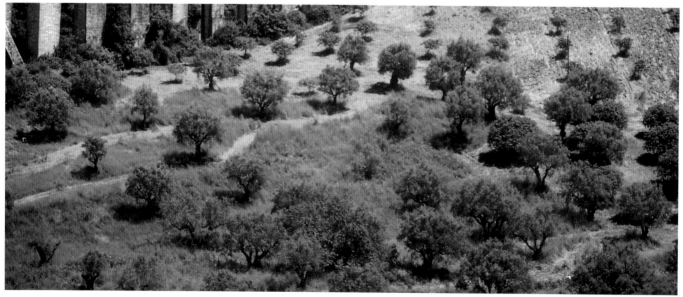

*Olivos.*

# LAS FLORES DE BACH

*Guardando bastante semejanza con la aromaterapia, pero con una fuerte identidad propia, las llamadas flores de Bach que habían permanecido olvidadas desde hacía al menos 50 años, irrumpen en la medicina natural para darnos una interesante posibilidad de mejorar las enfermedades del espíritu.*

El doctor Edward Bach, que había nacido en 1880, cursó sus estudios de medicina alópata en Londres, especializándose en anatomía patológica y bacteriología, aunque su desengaño por este tipo de medicina le lleva hasta la homeopatía, siendo un gran investigador en este tipo de terapia. Su idea de la medicina se hace cada vez más opuesta a la ortodoxa, lo que le convierte en una especie de proscrito de sus antiguos colegas, especialmente por sus publicaciones, en las cuales critica seriamente lo que se enseña en la Universidad.

Su tesis era bien simple y clara: hay que tratar al enfermo y no a la enfermedad, no haciendo caso de los sín

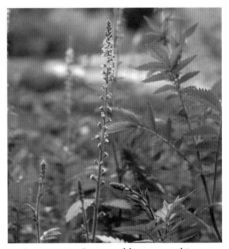

*Agrimonia: Para problemas encubiertos.*

tomas como indicativos de la enfermedad, sino a su estado emocional en el momento del tratamiento.

"La enfermedad —aseguraba— es en esencia el resultado de un conflicto entre el alma y la mente y, por tanto, mientras que nuestras almas y personalidades estén en armonía, todo será alegría y paz, felicidad y por supuesto salud. El enfrentamiento surge cuando nuestras personalidades se desvían de la senda marcada por el alma, ya sea como consecuencia de nuestros deseos terrenales o de la persuasión de otros."

También sostenía que un buen médico debía ser capaz de averiguar el tratamiento idóneo para un enfermo mediante su simple intuición (lo que hoy día se denomina "ojo clínico"), mucho más que mediante análisis o pruebas de laboratorio, y que el tratamiento debía ser puramente empírico, no haciéndose necesario, por tanto, saber el motivo por el cual funcionaba un remedio, si era válido para ese enfermo.

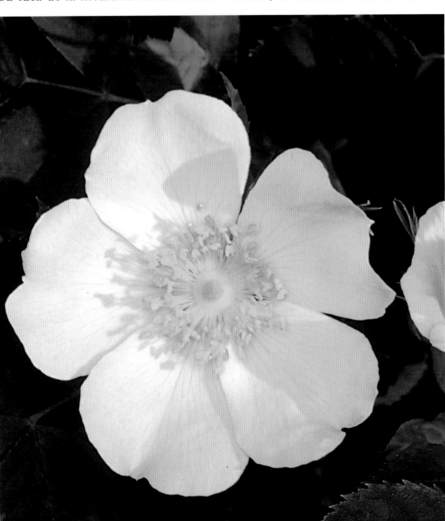

**Rosa Silvestre:** *Para la apatía y la resignación.*

Bach demostró que las enfermedades no son producidas por trastornos orgánicos o corporales, sino que básicamente se producen por un problema en nuestros sentimientos, especialmente si son negativos. Estos desequilibrios del humor entorpecerían el funcionamiento interno de nuestro organismo y bloquearían su capacidad de funcionar a la perfección.

Estas aseveraciones no fueron las que provocaron el rechazo de la mayoría de los médicos de entonces (aún hoy sigue sin ser tenido en cuenta a pesar de los avances de la psiquiatría), sino la utilización de frases consideradas "poco científicas", como: "Los sentimientos negativos bloquean la transformación armónica de la fuerza vital cósmica." Estas frases, en una época en la cual los médicos miraban entusiasmados los progresos de la medicina química, los rayos X y las vacunas, no eran precisamente el mejor modo de ganarse el respeto de sus colegas. Aun así, Bach perseveró en sus estudios y, dotado de un gran sentido filosófico para enjuiciar las enfermedades, aseguraba que determinadas flores podían abordar al ser humano

en su plano espiritual, de arriba abajo, desde el intelecto al espíritu, y así su poder curativo entraría en todas las células del cuerpo.

Pero las críticas que recibió eran tan fuertes que durante muchos años se empeñó en aportar pruebas científicas de sus teorías, algo tan imposible como tratar de demostrar la existencia del alma a un ateo. Para Bach los equivocados eran sus compañeros de profesión, cada vez más materialistas en su concepción de la enfermedad, y llegó un momento en su vida en que, renegando de todo lo aprendido y luchando contra corriente, abandonó todo intento de congraciarse con la medicina oficial. En esos años su capacidad intuitiva estaba en todo su esplendor y llegó al convencimiento de que solamente metiendo la mano en una planta en floración podía experimentar inmediatamente el poder curativo de esa planta. Si se encontraba triste o abatido, solamente era cuestión de poner sus manos encima de diferentes plantas hasta que una de ellas le indicase, mediante una señal física, que ésa era la adecuada para él en ese momento.

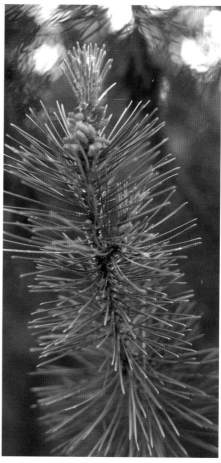

*Flor del Pino: Para la culpa y el autorreproche.*

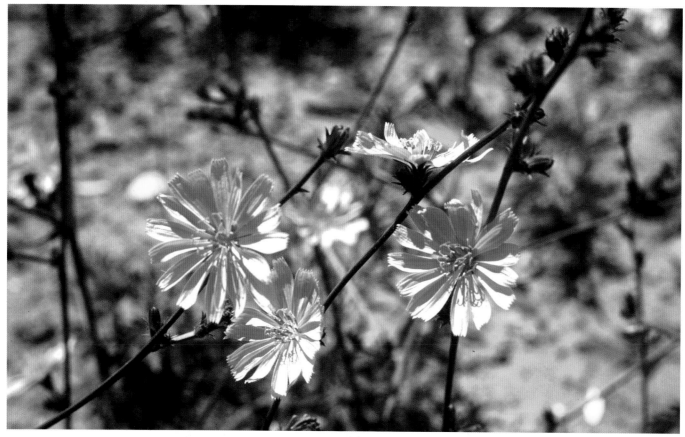

*Achicoria: Para el sentido de posesión, egoísmo, autocompasión y sobreprotección hacia otros.*

# LAS 38 FLORES MILAGROSAS DE BACH

Sus experimentos le llevaron a analizar un total de 38 flores, en las cuales estaba todo lo necesario para conseguir la armonía de la mente y, por tanto, del cuerpo, de los seres humanos. El único requisito para poder aprovechar la fuerza curativa de estas 38 maravillosas flores era colocar las flores en la superficie del agua contenida en un cuenco de vidrio normal durante tres horas a pleno sol, embotellándolas a continuación.

Esta forma de manejar las plantas curativas, tan alejada incluso de los postulados de la medicina natural, así como su inclinación por explicar de forma cada vez más mística las enfermedades, contribuyeron a que sus estudios no fueran seguidos por nadie en el momento de su muerte, acaecida en el año 1936.

Frases como: "Mis remedios no dan resultado por su composición química, sino porque tienen la facultad de elevar nuestras vibraciones y de atraer de esta forma un poder espiritual que limpia la mente y el cuerpo", no eran la mejor manera de agradar a los médicos.

Posteriormente, y aunque sus enseñanzas permanecieron olvidadas muchos años, los terapeutas naturistas Julián y Martine Barnard recopilaron los escritos publicados por Bach y les dieron forma en un libro titulado "Una guía para los remedios de Bach". Fue publicado en 1979 y, dado su gran éxito, realizaron varias publicaciones más, lo que les valió gran popularidad en el mundo entero, y desde entonces se dedican a dar conferencias y pasar consulta. Su

gran conocimiento del tema y la gran sensibilidad que han demostrado con los problemas emocionales de las personas, así como su rechazo hacia los psicofármacos y hacia la misma psiquiatría, les motivaron a crear una industria para comercializar las maravillosas esencias florales de Bach.

En 1990 crearon la empresa Healing Herbs Ltd., la cual, y siguiendo los postulados exactos de su creador, puso a disposición de miles de personas las esencias florales elaboradas de manera totalmente artesanal. Su mayor mérito fue fabricar unas esencias a partir exclusivamente de flores, nunca de plantas, y someterlas a la acción del sol, del agua y del tiempo de manera exacta a como Bach lo había pensado. Las flores, por supuesto, son de plantación propia,

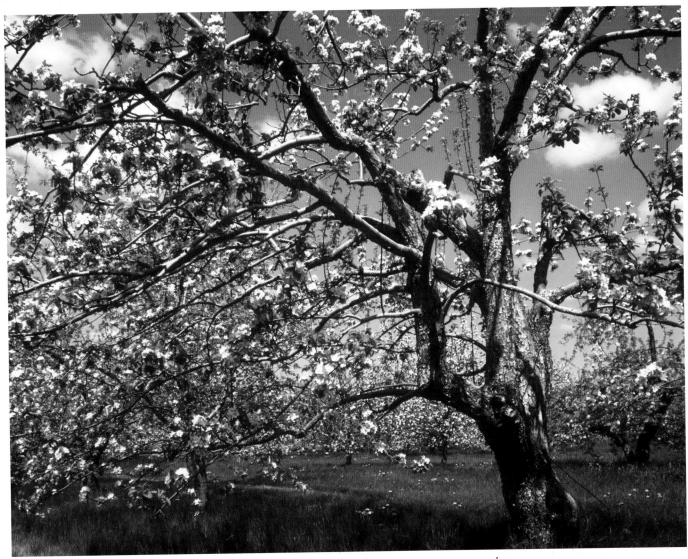

*Flor del Manzano Silvestre: Para los que se sienten avergonzados.*

sembradas en el momento y lugar adecuado, recogidas con sabiduría milenaria y ausentes de toda contaminación ambiental. Un detalle importante, el cual las diferencia de otras esencias florales comercializadas, es que para su riego se utiliza exclusivamente agua de montaña pura y en el momento de su recolección ninguna sombra, ni de persona ni de nube, se debe proyectar en la flor.

Este exquisito cuidado no termina en el momento de la recolección, ya que tanto el cristal del envase, como su conservación, etiquetado y transporte se realizan siguiendo los dictados de la medicina natural más estricta.

En 1988, y como ampliación a sus anteriores libros, publican "Hierbas curativas del doctor Bach", en el cual no solamente vuelven a insistir en la necesidad de utilizar flores y métodos de extracción naturales, sino que hablan de sus múltiples experiencias en el tratamiento humano de las enfermedades mentales y emocionales.

La gran ventaja de este tipo de tratamiento natural es que cualquier persona que tenga flores a su alcance puede emplear sus remedios sin peli-

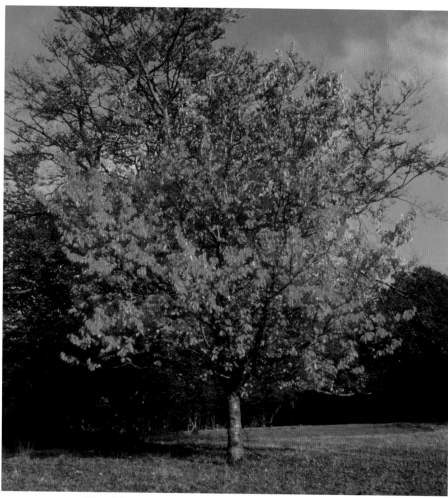

*Flor del Haya: Para las personas criticadoras e intolerantes.*

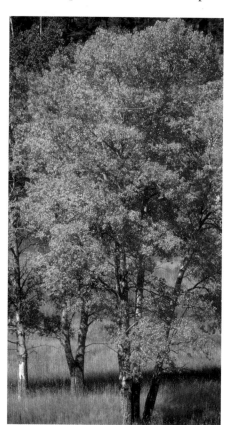

*La Flor del Álamo: Para temores y aprensiones indefinidas.*

gro alguno. Su acción es totalmente inofensiva, sin efectos secundarios, y hasta es posible que ni siquiera se necesite la ayuda de un terapeuta experimentado, ya que cualquier persona puede aplicárselo él mismo, siguiendo así otros de los postulados de Bach que preconizaba el que el hombre fuera capaz de curarse a sí mismo.

Lo esencial para no confundirse en el remedio adecuado es que hay que mirar el estado emocional del enfermo en el momento de su enfermedad, pero sin tener en cuenta los problemas físicos que puedan existir; solamente hay que tener en cuenta los problemas del carácter. Es más importante, por tanto, saber si está deprimido, abatido, temeroso, o se siente solo, antes de preguntarle si le duele la cabeza o el estómago. Un hábil interrogatorio podrá sacar a la luz la ira, la agresividad, los complejos o la inseguridad, posibilitando así el que encontremos fácilmente el remedio floral adecuado.

Pero no es tarea fácil el diferenciar un problema emocional de otro, ya que los matices son muy variados en una misma alteración, y así nos podemos encontrar, a modo de ejemplo, con diferentes tipos de miedo, como son el miedo a causa conocida, el miedo a causa desconocida, el terror, el miedo a las personas, el miedo a la enfermedad, etc., etc. Por tanto no existiría un solo tipo de remedio para todos los miedos, sino uno para cada caso en particular. Afortunadamente, y quizá pensando en que las enfermedades de la mente son complejas y nunca sencillas, Bach diseñó lo que él denominó como remedio Rescate, esto es, una combinación de cinco remedios que se empleaban en situaciones de emergencia o cuando no podíamos estar seguros de la verdadera esencia del problema. Estos remedios podían actuar de una manera eficaz contra problemas tan diferentes como el pánico, el choque emocional, la tristeza, el terror o las malas noticias.

# PLANTAS MEDICINALES BENEFICIOSAS EN LAS DIETAS

## LAXANTES

Se emplean abundantemente en las curas de adelgazamiento, buscando realizar primeramente una limpieza intestinal y evitando posteriormente que los alimentos grasos permanezcan demasiado tiempo en el intestino y así se absorban. No son adecuadas para tratamientos prolongados, aunque se pueden emplear por un periodo no superior a los siete días.

**Éstas son las más importantes:**
Achicoria, capuchina, frángula, cáscara sagrada, hojas del melocotón, malvavisco, malva.

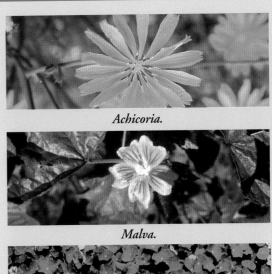

*Achicoria.*

*Malva.*

*Capuchina.*

## PLANTAS DIURÉTICAS

Son un excelente recurso para estimular las funciones renales sin agotarle inútilmente. Aunque algo menos potentes que los diuréticos químicos, aportan la ventaja indiscutible de que no eliminan potasio y sirven al mismo tiempo como eficaces antisépticos de las vías urinarias.
No son un tratamiento específicamente contra la obesidad, pero ayudan a eliminar líquidos acumulados en el tejido conjuntivo, en los tobillos o las piernas. Son imprescindibles en el tratamiento de fondo de la celulitis.
Se toman preferentemente al acostarse.

**Éstas son las más importantes:**
Hojas de alcachofa, bardana, enebro, hojas de borraja, zarzaparrilla, alcaravea, perejil, tila, hojas de fresno, cola de caballo, hojas de achicoria, orégano, hojas de abedul, acedera, berros, dientes de león, estigmas de maíz, gayuba, rabos de cereza, grama.

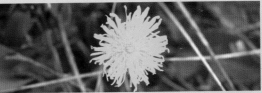

*Diente de león.*

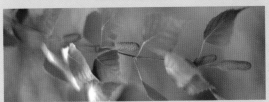

*Abedul.*

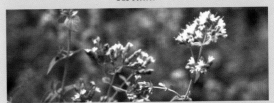

*Orégano.*

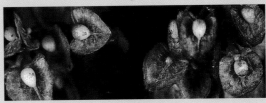

*Acedera.*

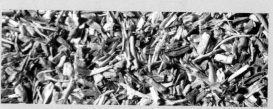

*Zarzaparrilla.*

## PLANTAS DEPURATIVAS

Se denominan así aquellas plantas que limpian el organismo de tóxicos o productos del catabolismo interno, los cuales no siempre se pueden eliminar con rapidez de forma natural. Estas plantas actúan sobre la piel y los riñones eliminando a través de ellos toxinas, bacterias muertas, urea e incluso algunos metales. La acción denominada de drenaje hace que puedan actuar también sobre el sistema linfático y venoso, descongestionando estas vías naturales de eliminación de tóxicos. Aunque el término "depurar" no está contemplado en la medicina oficial, para las terapias naturales constituye uno de los puntales más necesarios para restablecer la salud en general. Se toman siempre en ayunas.

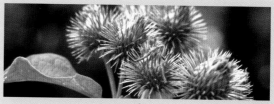

*Bardana.*

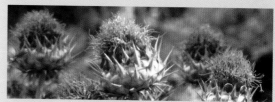

*Alcachofa.*

### Éstas son las más importantes:

Hojas de alcachofa, fumaria, bardana, enebro, hojas de borraja, cardo santo, ortiga verde, zarzaparrilla, tila, estigmas de maíz.

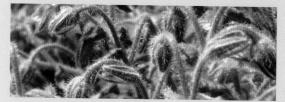

*Borraja.*

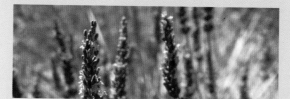

*Equinácea.*

## SUDORÍFICAS

Ayudan a eliminar toxinas a través de la piel y por ello contribuyen a descongestionar el hígado, riñones, pulmones y sistema linfático. Son un tratamiento de fondo para aquellas personas obesas que tienen al mismo tiempo una piel marchita, con sebo, acné o granos diversos.
Se toman por las mañanas.

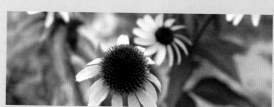

*Espliego.*

### Éstas son las más importantes:
Mejorana, bardana, equinácea, saúco, sauce, hojas de borraja, hojas de fresno, espliego, orégano, hojas de achicoria, hojas de abedul, anís verde, hojas de boj.

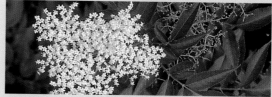

*Saúco.*

# HIERBAS ESPECIALES PARA LA MUJER

*En este capítulo analizaremos muy someramente aquellas hierbas que aportan beneficios especiales en la mujer, tanto en su aspecto externo como en el carácter y, por supuesto, en su respuesta sexual. Ello no quiere decir que si las toma un varón le vayan a causar problemas, sino solamente que tienen un efecto más intenso en la mujer.*

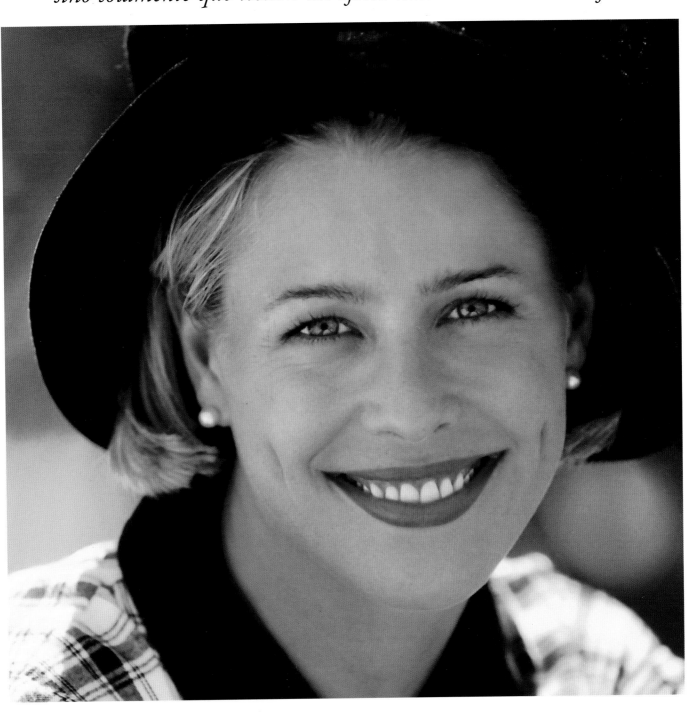

### ALOE VERA

Se trata de una planta tropical muy difundida por todo el mundo gracias a sus propiedades para mejorar la lozanía de la piel. En forma de crema o lociones evita las arrugas prematuras. Internamente, se emplea para mejorar trastornos del período y problemas de estómago.

### ANGÉLICA

Estimula el apetito y ayuda a mantener una menstruación regular y sin problemas.

### ARTEMISA

El nombre de una diosa se lo pusieron por sus buenas propiedades para el parto y los dolores menstruales. También estimula el crecimiento mamario y alivia los dolores de cabeza.

### BARDANA

Es el mejor depurativo de la piel, tanto por vía interna como externa.

### BOLSA DE PASTOR

Hierba antihemorrágica por excelencia. Se pueden tratar metrorragias, menstruaciones abundantes, así como para tonificar el útero.

### CIPRÉS

Muy eficaz para problemas circulatorios venosos y para facilitar los partos.

### COLA DE CABALLO

Un buen remedio interno para tratar la celulitis, el azote de las mujeres. También tiene efectos para favorecer la menstruación.

### FLOR DE LOTO

Mejora la fertilidad.

### LAUREL

Facilita el parto y evita las menstruaciones muy abundantes.

### MALVA

Favorece el descenso del período, alivia el parto o mejora las dismenorreas.

### MELOCOTÓN

De su hueso se extrae la preciada vitamina B-15, la de la longevidad, y una infusión de sus hojas asegura un feliz matrimonio y largos años de vida.

### MENTA

Es afrodisiaca femenina y estimula la menstruación.

### MILENRAMA

Estimula la circulación venosa, provoca el período y es estimulante.

### ONAGRA

Favorece la belleza en general, alivia las menstruaciones dolorosas y estimula la fertilidad.

### ORÉGANO

Provoca la menstruación, la subida de la leche materna y genera buenos augurios en las parejas.

### ORTIGA

Es energética y emenagoga.

### PEREJIL

Provoca el período y ayuda a la circulación.

### POLEO

Acelera un parto que se retrasa. Corrige la histeria y las náuseas.

### REGALIZ

Aporta estrógenos (hormonas femeninas), por lo que es adecuada en la menopausia y para curar la frigidez.

### RUDA

Provoca el período y puede ser abortiva. Estimula fuertemente el sistema nervioso.

### SALVIA

Mejora la salud de la mujer en general. Embellece.

### TANACETO

Mejora la histeria y los desarreglos del período.

### VINCAPERVINCA

Mejora los problemas circulatorios cerebrales. Ayuda a quitar envidias, rencores y temores.

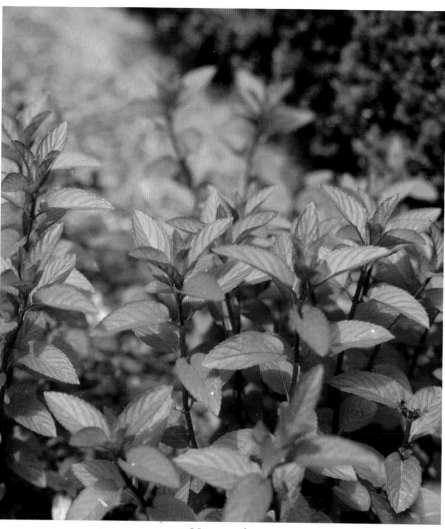

*Menta verde.*

# Mezclas de hierbas para el baño

**RELAJANTE**
1. Hojas de violeta, azahar y pasiflora.
2. Valeriana, lúpulo y manzanilla.

**ESTIMULANTE**
1. Menta piperita, lavanda, romero y eleuterococo.
2. Salvia, sándalo, tomillo y eucalipto.
3. Menta piperita, romero, laurel, pétalos de rosa.

**PERFUMADO**
Pétalos de rosas, jazmín, espliego, clavel y caléndula.

**PIEL GRASA**
1. Manzanilla, zumo de limón, fresas, frambuesas.
2. Corteza rallada de limón, menta piperita, azahar y hamamelis.

**ADELGAZANTE**
1. Algas marinas (fucus, kombu).
2. Malva, spirulina, anís verde.

**CELULITIS**
1. Un puñado de sal marina.
2. Estigmas de maíz, rabos de cereza.

**PIEL SECA**
1. Consuelda, romero y pétalos de rosa.
2. Violeta, salvia, pétalos de rosa.

# Plantas adelgazantes

**POR SU EFECTO SOBRE LA COMBUSTIÓN DE LAS GRASAS:**
Fucus, kombu, kelp.

**POR SU EFECTO SACIANTE O MODERADOR DEL APETITO:**
Spirulina, agar-agar, regaliz, glucomanana.

**POR SU EFECTO DIURÉTICO:**
Estigmas de maíz, cola de caballo, rabos de cereza.

**POR SU EFECTO LAXANTE:**
Malva, frángula, cáscara sagrada, semillas de lino.

**POR SU EFECTO ESTIMULANTE:**
Té sinensis, café, té de roca o moruno.

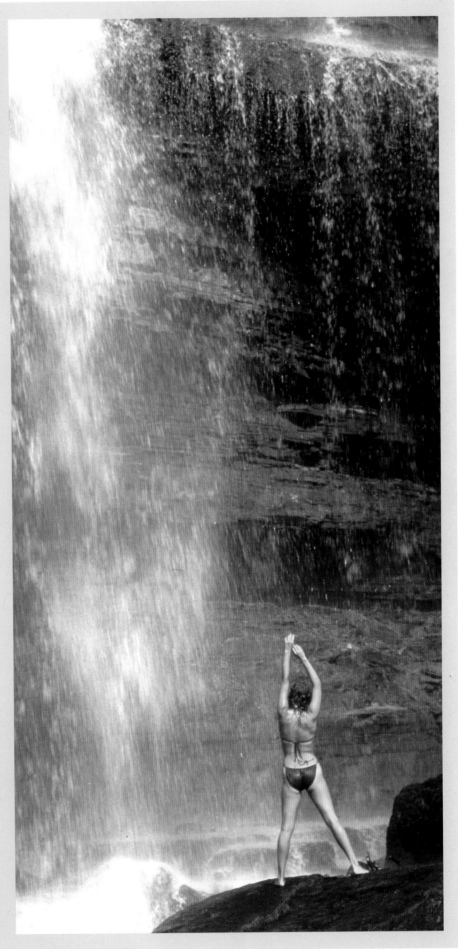

# PLANTAS DEPURATIVAS

**BARDANA**

La más eficaz y popular de todas. La emplearemos cuando queramos realizar una limpieza profunda de la piel en enfermedades como sarpullidos, psoriasis, vitíligo, furúnculos y eccemas. También es muy adecuada como hierba en casos de diabetes rebeldes al tratamiento.

**FUMARIA**

Hierba potente que depura el hígado y que le ayuda a eliminar toda clase de tóxicos ingeridos. Es por tanto adecuada para curas de desintoxicación general, aunque de especial manera en aquellas que sobrecargan las funciones hepáticas. Se debe emplear en cualquier droga-dicción o intoxicación por fármacos, cuando trabajemos con metales pesados (plomo, cadmio, mercurio) o en ambientes muy polucionados.

**CALAGUALA**

Es una planta medicinal menos conocida, pero que ha ganado gran prestigio para la patología de la piel, especialmente la psoriasis y el vitíligo. Cuando el problema cutáneo sea muy antiguo y la piel esté ya muy sensibilizada al tratamiento químico con pomadas, la emplearemos como tratamiento interno por su gran eficacia.

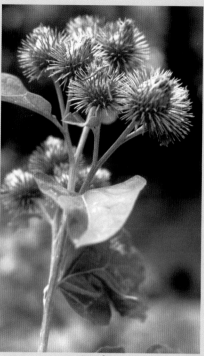
*Bardana.*

**Además** de estas plantas medicinales de efecto depurativo general, existen otras que ayudarán a potenciar la función de eliminación de algún órgano o sistema, las cuales podremos emplear de una manera más concreta y selectiva. Ésta es una pequeña relación:

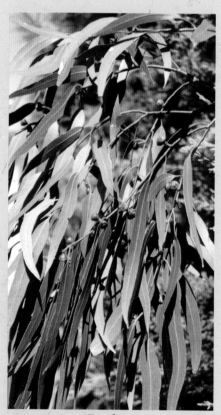
*Eucalipto.*

**EUCALIPTO**

Al eliminarse sus esencias por los pulmones, es un excelente depurativo para las afecciones de vías respiratorias que cursen con abundante mucosidad, especialmente seca.

**TOMILLO**

Es el mejor remedio para las amigdalitis de repetición y se debería emplear como preventivo en los niños, evitando así la toma continuada de antibióticos.

**AVENA**

Suaviza las mucosas intestinales y es el mejor remedio para tranquilizar el síndrome del colon irritable, la acidez estomacal y las úlceras duodenales.

**ARENARIA**

Estimula la función renal y al mismo tiempo elimina arenillas concentradas y disuelve poco a poco los cálculos ya formados.

**ESPINO BLANCO**

Proporciona flexibilidad a las arterias, tonifica el corazón y ayuda a bajar el colesterol. Es una hierba que no debería faltar en ningún botiquín casero donde existan personas mayores.

**FRÁNGULA**

Eficaz laxante que es capaz de limpiar los intestinos obstruidos durante largos años de estreñimiento. No se debe emplear durante más de siete días seguidos, por lo que es adecuada para las curas de ayuno o depuración.

**HIPERICÓN**

Si su problema es de "nervios" y no encuentra paz en su espíritu a pesar de psiquiatras, psicólogos y medicamentos, deberá hacer una cura de esta maravillosa planta que le entonará sin deprimirle ni excitarle.
Sus buenos efectos se notan a partir del quinto día.

# PLANTAS MEDICINALES DE EFECTO POSITIVO EN LA BELLEZA

*Éste es un resumen de todas aquellas plantas que deberíamos tener en nuestro botiquín para solucionar las enfermedades relacionadas con la belleza más frecuentes y que normalmente no necesitan ayuda médica inmediata. Si tiene dudas, consulte a un experto herbolario, o a un farmacéutico que venda plantas medicinales.*

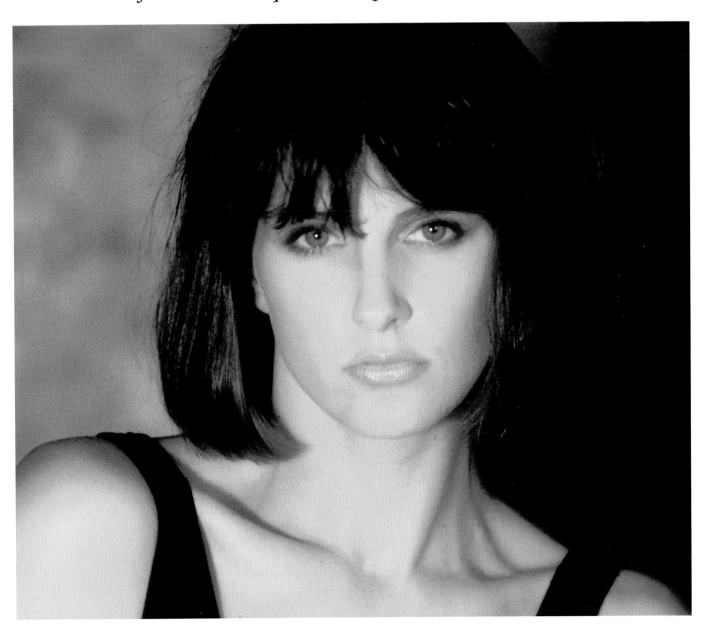

## AGRIMONIA

Es una planta adecuada para realizar gargarismos en caso de encías sangrantes, así como en las diarreas.

## ÁRNICA

En tintura o en infusión concentrada, se emplea para tratamientos locales de golpes, torceduras y distensiones de ligamentos, siempre y cuando no existan heridas abiertas.

Por vía oral se utiliza para el déficit de riego sanguíneo, aunque así es algo tóxica y requiere el consejo de un experto.

## ARTEMISA

Regula la menstruación, mejora el hipertiroidismo y localmente se emplea para reavivar el color en el cutis.

## BARDANA

Es una extraordinaria planta depurativa, por lo que se empleará en las afecciones de piel, tanto por vía interna como externamente. También controla los niveles de azúcar en sangre, los de urea y el exceso de ácido úrico.

## BOLSA DE PASTOR

Se trata de un antihemorrágico natural muy eficaz. Se puede utilizar también localmente en las hemorragias nasales, simplemente mojando un algodón en un poco de infusión. También se emplea en las menstruaciones muy abundantes.

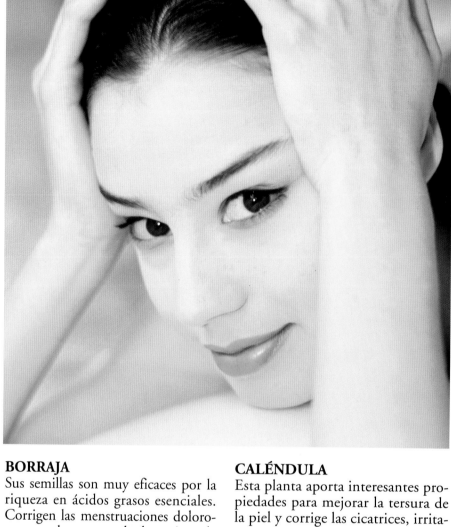

## BORRAJA

Sus semillas son muy eficaces por la riqueza en ácidos grasos esenciales. Corrigen las menstruaciones dolorosas y ayudan a controlar los quistes de mama benignos.

## CALÉNDULA

Esta planta aporta interesantes propiedades para mejorar la tersura de la piel y corrige las cicatrices, irritaciones y grietas. Existe un talco a base de esta planta muy adecuado para niños.

## DIENTE DE LEÓN

Extraordinaria planta que mejora y estimula las funciones del hígado y la vesícula biliar. Es diurética, depurativa y antidiabética.

## EQUINÁCEA

Posee propiedades para combatir las infecciones, estimulando al mismo tiempo el sistema defensivo. También se puede tomar como preventiva de las infecciones invernales.

## ESPINO BLANCO

Se emplea para corregir los trastornos de la tensión arterial, tanto la alta como la baja, así como para inducir al sueño. Mejora las taquicardias.

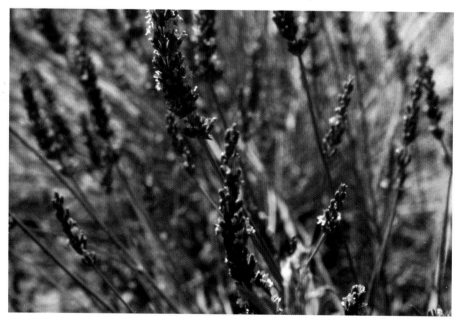

*Espliego.*

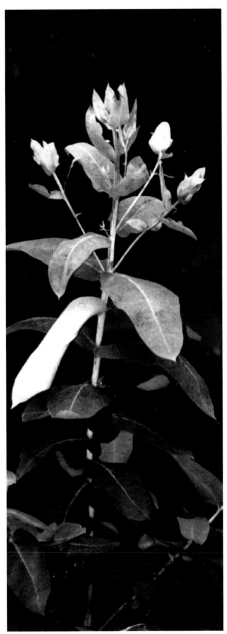

*Eucalipto.*

## GINKGO BILOBA

Mejora las afecciones venosas y las hemorroides. Se puede utilizar localmente en varices intensas o como infusión para el tratamiento interno.

## HIPERICÓN

Antidepresivo natural que goza de gran reputación. Sus efectos se empiezan a notar a partir del quinto día de tratamiento.

## LLANTÉN

Planta que se emplea para el tratamiento interno de las afecciones de la garganta y vías respiratorias superiores.

## MALVA

Suaviza la piel, descongestiona e hidrata. En infusión, se emplea en el tratamiento de las bronquitis.

## MANZANILLA

Sus efectos sedantes del aparato digestivo y nervioso son sumamente populares. También se emplea para aclarar los cabellos.

## MELISA

Es una planta reguladora de las funciones de la mujer. Estabiliza el sistema nervioso alterado sin inducir al sueño.

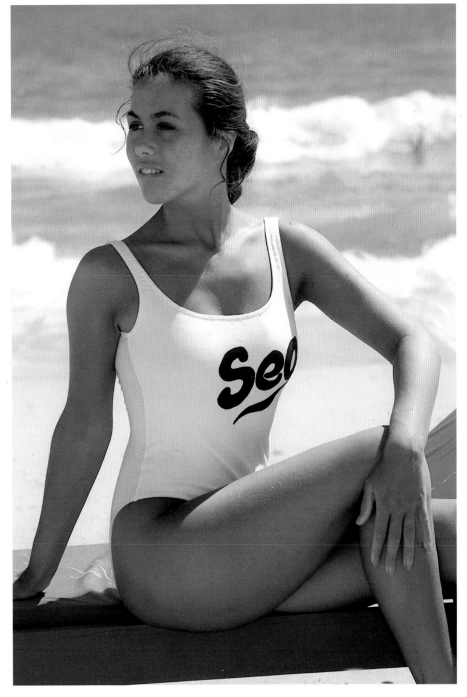

## ESPLIEGO

Se emplea como aromatizante por sus intensos vapores, los cuales desinfectan el aire. Tiene ligeras propiedades sedantes y localmente se utiliza para mascarillas tonificantes de la piel.

## EUCALIPTO

Popular planta que se emplea para suavizar las vías respiratorias, aunque también tiene buenos efectos en la diabetes y para bajar la fiebre en las infecciones bronquiales. Localmente es adecuada para reforzar el cabello.

## EUFRASIA

La mejor planta para el lavado de los ojos, sustituyendo con eficacia a la manzanilla.

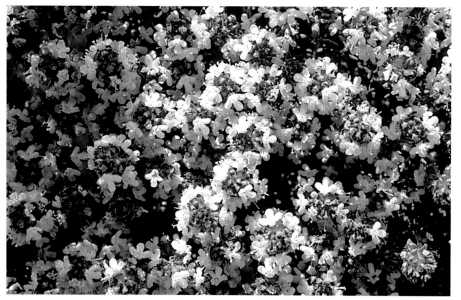

*Tomillo.*

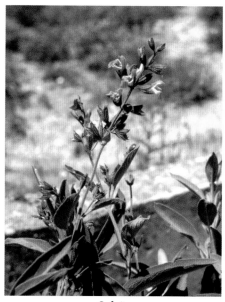

*Salvia.*

## MENTA

Puede sustituir con eficacia al café, ya que es ligeramente estimulante, pero sin alterar los nervios.

Mejora las funciones digestivas y hepáticas.

## OLIVO

Se emplea para corregir la tensión arterial alta, el colesterol y la diabetes.

## ORTIGA VERDE

Internamente se comporta como un depurativo y en tratamientos locales es útil para quitar la caspa y estimular el crecimiento del pelo.

## ROMERO

Aromática planta que se puede utilizar como estimulante y para activar las funciones de la vesícula biliar. Localmente, refuerza el cabello y mejora las alopecias.

## SALVIA

La encontramos formando parte de muchos dentífricos naturales, ya que refuerza las encías y desinfecta la boca. Internamente, produce longevidad.

## SAÚCO

Es antifebril, produce sudor, potencia las defensas y es depurativa. Sustituye con eficacia a la aspirina cuando hay fiebre.

## TOMILLO

Se trata de un antibiótico natural muy eficaz, el cual refuerza las defensas y

tiene un ligero poder estimulante. Mejora las digestiones, mitiga la tos y ayuda a expulsar los parásitos intestinales.

## VALERIANA

Es un sedante natural moderado que se puede emplear antes de recurrir a los medicamentos.

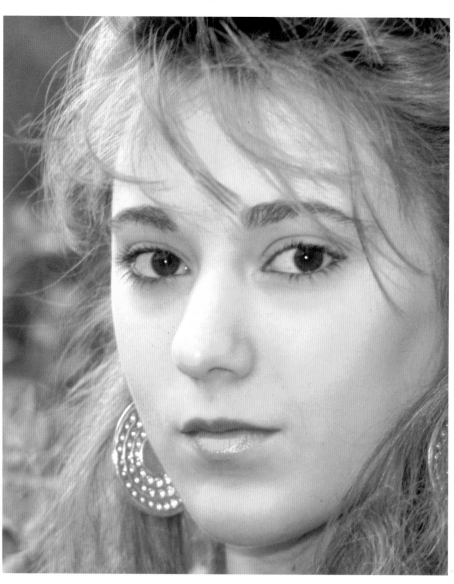

# PLANTAS EXÓTICAS

*La siguiente relación comprende aquellas plantas que son difíciles de encontrar en los herbolarios, pero que tienen una buena fama como energizantes y afrodisiacas. Si alguna es de nuestro interés, podemos aprovechar algún viaje al extranjero para comprarnos píldoras o, mejor aún, buscarla en la larga lista de productos dietéticos que se venden a partir de plantas raras y que pueden contener alguna de ellas. Se ha incluido el país de origen para una mejor búsqueda.*

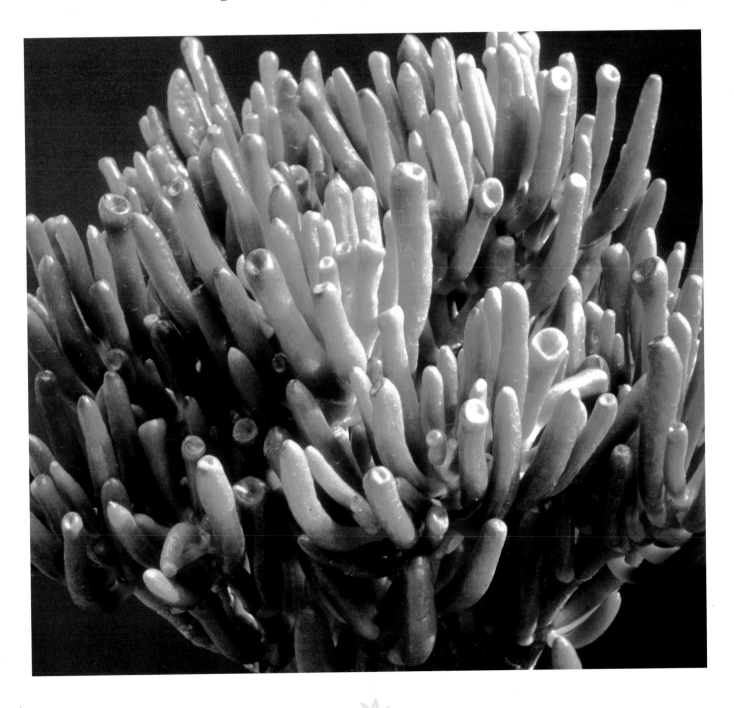

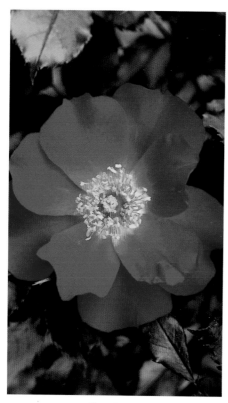

*Almizqueña.*

**ABROJO**
Procedencia: India.
Se utiliza el fruto en infusión para la gota, dolencias renales y fatiga sexual.

**ACERANTHUS**
Procedencia: China.
Tiene efectos tanto en el hombre como en los animales, empleándose la raíz y las hojas.
Mejora la fertilidad en hombres y mujeres, siendo útil también en problemas de visión.

**ACORO**
Procedencia: India y China.
Se emplean sus raíces masticadas para la curación del asma, bronquitis, cólicos intestinales, problemas nerviosos y como rejuvenecedor. Tiene también efectos alucinógenos.

**ADENOPHORA**
Procedencia: Corea.
Es un reparador de las funciones sexuales agotadas, vigorizante y mucolítico.

**AGRIPALMA**
Procedencia: Siberia.
Se utiliza en trastornos menstruales, hidropesía, dolores de cabeza, falta de fecundidad femenina y poco vigor varonil.

**ALCHORNEA**
Procedencia: África.
Su corteza contiene yohimbina, uno de los afrodisíacos más potentes conocidos. También se le han reconocido otras sustancias que aumentan aún más su efecto, entre ellos el psicodélico.

**ALEURITA**
Procedencia: Tahití, Islas Molucas.
Se emplea el fruto masticado lentamente.

**ALGODÓN**
Procedencia: Todo el mundo.
Se emplea la corteza de la planta para estimular la respuesta sexual de las personas, además de ser un eficaz anticonceptivo que pronto estará a la venta.
Tiene efectos emenagogos y abortivos.

**ALHARMA**
Procedencia: India.
Las semillas tienen efectos similares a la ruda europea. Posee efectos narcóticos, alucinógenos y estimulantes del sistema nervioso central.
Se emplea desde tiempos inmemoriales, siendo la planta que le dieron los dioses a Ulises para protegerle de la malvada Circe. Posee efectos beneficiosos en el asma, las menstruaciones dolorosas y el reumatismo.

**ALMIZCLEÑA**
Procedencia: India.
Se emplean las semillas para restaurar la potencia varonil, la ansiedad y la histeria.

**AMARANTO**
Procedencia: China.
Mejora las facultades intelectuales y las otras.

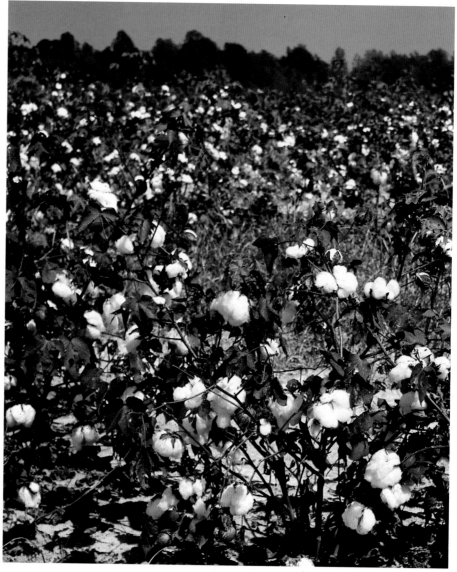

*Algodón.*

**AMMI VULGAR**
Procedencia: Egipto.
Se utiliza contra la anemia, para aumentar la secreción láctea, estimular la diuresis y para las dismenorreas. Expectorante, digestiva y refrescante.

**ÁRBOL DEL CORAL**
Procedencia: Australia.
Se usan las raíces machacadas para mejorar el reúma y otras partes corporales anquilosadas por falta de uso.

**ASAFÉTIDA**
Procedencia: Irán.
Aunque su nombre pueda indicarnos algo que huele mal, lo cierto es que proporciona un placentero calor en todo el cuerpo, sube la tensión y mejora la irrigación cerebral. Se emplea también contra bronquitis y resfriados, y para alejar los malos espíritus.

**AWA MOKIHANA**
Procedencia: Hawai.
Con ella se fabrica una estupenda bebida que combate el insomnio y las facultades perdidas.
Es, por tanto, un rejuvenecedor y un tónico.

**BALSO**
Procedencia: Australia.
Entre sus principios activos contiene duboisina, lo que genera alucinaciones y un fuerte estímulo sexual.

**BANISTERIA**
Procedencia: Amazonas.
Otra planta con efectos mixtos alucinógenos y afrodisiacos.

**BELCHO**
Procedencia: India.
Tiene efectos similares a la efedrina, un estimulante ampliamente utilizado en medicina.
La suele consumir habitualmente la secta mormónica. Tiene buenos efectos contra el asma y las bronquitis.

**BENJUÍ**
Procedencia: Sumatra.
Se puede encontrar también en Europa en mezclas contra los catarros y bronquitis. Hay también una variedad en barras de incienso.

**BOLDO**
Procedencia: Chile.
Colagogo, colerético, digestivo. Se emplea como eficaz colagogo en las disfunciones biliares. Tiene efectos diuréticos y a dosis elevadas induce al sueño. Mejora la cistitis.

**BRANCA**
Procedencia: India.
Parece ser un buen remedio contra la eyaculación precoz, aunque para lograrlo hay que frotarse con ella la planta de los pies, con lo cual se logra un efecto derivativo de los ardores.

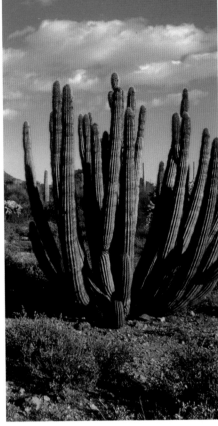

*Cacto.*

**BURRA**
Procedencia: India.
Se trata de la semilla de una popular planta para mejorar la potencia masculina. También es útil contra la cistitis y los dolores gástricos.

**CACTUS O CACTO**
Procedencia: Méjico.
Poseen una sustancia alucinógena que nos ayudará a concentrarnos. Hay otra variedad de cacto, llamado de San Pedro, que parece que era empleado por el mítico apóstol en sus ceremonias religiosas para iluminarse.

**CATHARANTHUS**
Procedencia: Estados Unidos.
Contiene el potente afrodisiaco yohimbina, eficaz en hombres, mujeres y animales mamíferos. Produce euforia seguida de un estado depresivo.

**CENTELLA ASIÁTICA**
Procedencia: Madagascar y la India.
Como cicatrizante. Es un excelente regenerador cutáneo en cicatrices, queloides, heridas, fístulas, quemaduras, estrías y eccemas.
Es muy adecuado para tratar úlceras corneales y queratitis.

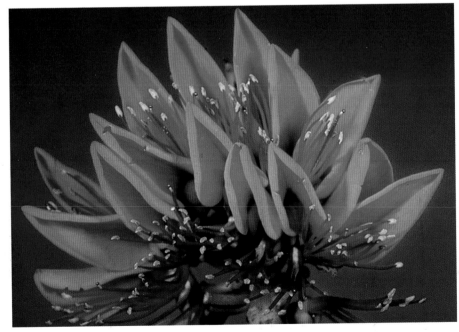

*Arbol del Coral.*

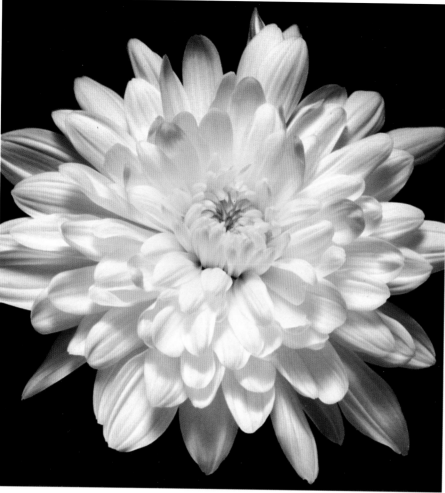

*Crisantemo.*

### CHILCUAN
Procedencia: Méjico.
Utilizada ampliamente por los nativos mejicanos como estimulante sexual, para las intoxicaciones alimentarias y los envenenamientos por picaduras de serpientes. Cura las parálisis y los dolores de muelas.

### CHIT
Procedencia: Méjico.
Tiene notables efectos estrogénicos para aumentar el tamaño de las mamas femeninas. Por ello se emplea mucho como alternativa hormonal en los transexuales. Su efecto es especialmente activo en la frigidez femenina.

### CRISANTEMO
Procedencia: China.
Con sus semillas puestas a macerar en vino se prepara un sabroso aperitivo medicinal muy energético. Los pétalos se emplean en la terapia de Bach para mejorar problemas de nerviosismo, amenorrea y decaimientos.

### CUSCUTA
Procedencia: Japón.
Se emplean sus semillas como reconstituyentes, sudoríficas, cicatrizantes y para dar energía sexual.

### DAMIANA
Procedencia: América tropical.
Estimulante del sistema nervioso y hormonal. Es un reputado afrodisiaco, tanto en hombres como en mujeres. Es tónico nervioso, cerebral, aumenta la tensión arterial y mejora la memoria. Es ligeramente expectorante y laxante a dosis altas.

### DIOSCOREA
Procedencia: Méjico.
Es una de las pocas plantas que contienen un anticonceptivo natural, emparentado con la hormona progesterona. A partir de ella también se elaboran corticoides, esteroides sexuales, así como testosterona. Por ello podemos considerar a esta planta como una fuente natural de hormonas que, sabiamente utilizadas, pueden ser de gran ayuda.

### DONG QUAI
Procedencia: Asia.
Planta utilizada en la medicina china tradicional y que ya es posible encontrar en Europa. Se emplea para los trastornos de la mujer, menopausia o dismenorreas, y aunque su efecto afrodisíaco no es instantáneo, se cree que rejuvenece por igual a hombres que a mujeres.

### DURIAN
Procedencia: Malasia.
Se trata de una fruta de intenso olor que produce unos efectos similares al alcohol, con la cual se preparan mermeladas y otros dulces. Se metaboliza con tanta rapidez que no produce hartura, lo que lleva a una gran borrachera acompañada de euforia sexual.

### ELEUTEROCOCO
Procedencia: Siberia, Corea y China.
Estimulante y adaptógeno. Se emplea mundialmente como sustituto del ginseng para las disfunciones sexuales, como estimulante hormonal y nervioso, así como para mejorar la prostatitis y el sistema defensivo.

### EPIMEDIUM
Procedencia: Tejas.
Se emplea para mejorar la fertilidad, la cantidad de esperma y los deseos de aparearse de los hombres.

### ERYNGIUM
Procedencia: Estados Unidos.
Otra planta utilizada por las tribus indias americanas para mejorar su potencia, y parece ser que sirve para mantener la erección más tiempo.

### ESCARAVÍA
Procedencia: China.
Su raíz es comestible y se emplea tradicionalmente en la cocina francesa como aperitivo o ensalada exótica. Parece ser que ciertos reyes la empleaban en abundancia durante sus orgías palaciegas.

### ESCUTELARIA
Procedencia: Siberia.
Se emplea para problemas menstruales, favorecer el parto y mejorar las relaciones afectivas entre hombre y mujer.

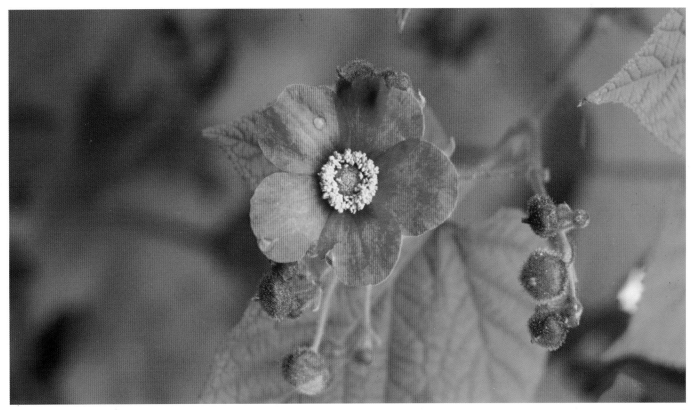

*Rubus.*

### EUPATORIO

Procedencia: Estados Unidos

Nuevamente los indios americanos nos descubren una planta estimulante de la sexualidad, aunque también dicen que se utilizaba para el tratamiento del tifus.

En Europa existe la *Eupatorium cannabium* que sale en las orillas de los rios.

### FUCUS

Procedencia: Es el alga más abundante en el océano Atlántico.

Tiene las propiedades de remineralizante, anorexígeno y depurativo.

Se emplea mundialmente contra la obesidad, el bocio, la celulitis, el hipotiroidismo y la bulimia. Combate el exceso de colesterol.

### GOMORTEGA

Procedencia: Australia.

Se le considera un alucinógeno potente que produce posteriormente un sueño profundo.

### HAMAMELIS

Procedencia: América del Norte.

Astringente, hemostática y venotónica. Es un remedio tradicional en las enfermedades venosas, incluso por vía externa.

Es antihemorrágica moderada, mejora la circulación, la pared vascular, y levemente vasoconstrictora.

Externamente tiene un ligero poder bactericida.

### HARPAGOFITO

Procedencia: Desierto de Kalahari.

Antiinflamatorio. Es el remedio natural más empleado en las afecciones reumáticas, superando en la mayoría de los casos a los compuestos químicos.

### HIDRASTIS

Procedencia: Canadá.

Estimula los músculos uterinos. Antihemorrágico en metrorragias y heridas. También en hemorroides.

### HIERBA DE PARÍS

Procedencia: Europa.

Además del champaña los franceses descubrieron las propiedades estimulantes de esta planta, la cual mezclaban con la bebida.

### HUANG-PO

Procedencia: China.

Con la corteza de este árbol se trata la impotencia masculina, las dismenorreas y diversos problemas del corazón y el espíritu.

### HYDROPHILIA

Procedencia: América del Sur.

La emplean los nativos para combatir la fatiga sexual, mejorar la diuresis y para curar heridas.

### IBOGA

Procedencia: África.

Se empezó consumiendo para alejar los espíritus y posteriormente para organizar orgías en las tribus. Con su raíz se prepara una bebida que se suele ofrecer a los turistas incautos.

### I-MU

Procedencia: China.

Se encuentra ya en los herbolarios europeos, aunque se recomienda solamente para controlar hemorragias femeninas. Su efecto sexual se manifiesta más en el hombre que en la mujer.

### KHAT

Procedencia: Liberia.

Otro alucinógeno que nos lleva a ese mítico Séptimo Cielo.

### LICOPODIO

Procedencia: Europa.

Lo podemos encontrar abundante en los bosques húmedos y con él podremos humedecer con rapidez ciertos órganos muy apreciados.

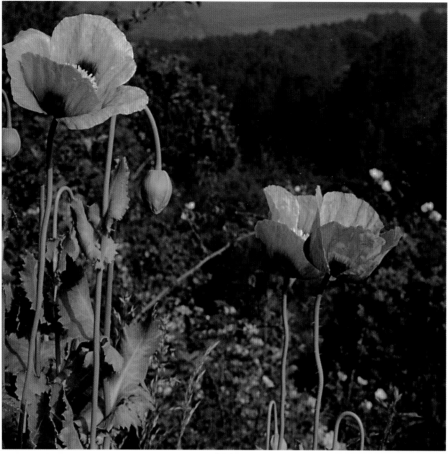

*Opio.*

## LIQUIDÁMBAR
Procedencia: Java.
En un principio se utilizó como analgésico, después para prolongar la vida, más tarde como alucinógeno para soportarla y, al final, como afrodisíaco para sacarle sabor.

## LYCIUM
Procedencia: China.
Sus bayas rojas se emplean para estimular los órganos genitales, mejorar la sabiduría y rejuvenecer.

## MATICO
Procedencia: Perú.
Se suele emplear como sustituto del café después de una buena comida.

## MENG-TUNG
Procedencia: China.
Aunque es una planta con fuertes espinas, si conseguimos eludirlas al recolectarla mejoraremos la potencia varonil a largo plazo.

## MIMOSA
Procedencia: Brasil.
Se vende como licor aperitivo en los mercadillos aborígenes; pero no se fíe, en realidad es un alucinógeno potente en el que caen con frecuencia turistas incautos.

## MITRAGYNA
Procedencia: Tailandia.
En sus viajes a Oriente quizá le ofrezcan fumar un canuto de esta planta que produce euforia y ganas de aparearse.

## MOMORDICA
Procedencia: Méjico.
Se trata de una especie de pepino cuyas raíces se emplean para estimular la potencia viril.

## MUCUNA
Procedencia: América del Sur.
Se suelen comer cocinadas o como infusión para el tratamiento de sinusitis.

## MUIRA-PUAMA
Procedencia: Brasil.
Dicen que esta planta, de unos notables efectos afrodisíacos, se consume como si fueran churros durante su fiesta folclórica más emblemática.

## NELUMBO
Procedencia: China.
Se trata de una planta muy utilizada para diversas afecciones, entre ellas para mejorar los embarazos y el parto, contener metrorragias y ayudar a la circulación sanguínea. La podemos encontrar en los mercados asiáticos y su aspecto similar al boniato nos puede hacer creer que es algo solamente agradable al paladar.

## NIAOULI
Procedencia: Australia y Nueva Caledonia.
Posee efectos notables como balsámico, anticatarral y antirreumático. Externamente se puede utilizar dando fricciones en casos de migrañas, sinusitis y dolores reumáticos, así como para lavar heridas, úlceras y asepsia de la cavidad bucal.

## NICANDRA
Procedencia: Perú.
Aunque hay quien la utiliza con la excusa de que es para el asma, su contenido en atropina le confiere propiedades alucinógenas que obligan a tener cuidado con ella.

## OPIO
Procedencia: China.
No nos debe extrañar que los fumaderos de opio hayan sido tan populares entre nativos y turistas, ya que sus efectos eran ciertamente intensos, tanto en el plano mental como sexual. Posteriormente, de tanto abusar del opio sus consumidores acababan en una gran decrepitud física y psíquica que les conducía a un estado lastimoso, motivo por el cual se consideró ilegal su consumo en el mundo entero.

## PALIURUS
Procedencia: China.
Además de mejorar afecciones del sistema nervioso, también estimula el sistema genital del varón.

## PALMETTO SERRULATA
Procedencia: Estados Unidos.
Sus efectos sobre la sexualidad son muy intensos, aumentando también el tamaño de los testículos y las mamas femeninas. También fortalece la próstata, es energética y muy nutritiva.

### PEYOTE
Procedencia: Méjico.
Otro cacto que tiene propiedades afrodisíacas. Empleado en un principio para ceremonias religiosas, posteriormente se descubrieron sus efectos energizantes y estimulantes, así como fuertemente analgésicos y alucinógenos.

### PSORALEA
Procedencia: China.
Se emplea para tratar casos de enfriamiento, así como para curar la insuficiencia genital y amenaza de aborto.

### RED ARROW
Procedencia: China.
Otra planta de origen chino que forma parte de la farmacopea tradicional oriental, aunque también la podemos encontrar como parte integrante de sus platos.

### RODODENDRO DE JAPÓN
Procedencia: Japón.
Salvo para consumo de las geisas, las mujeres japonesas tenían prohibido tomar infusiones de esta planta fuertemente estimulante de la sexualidad.

### RUBUS
Procedencia: Asia.
Otra planta que se emplea para curar los resfriados invernales y la frigidez sexual.

### SÁNDALO
Procedencia: India.
Aunque se utiliza preferentemente como ambientador y por ello para lograr estados emocionales especiales, ingerido internamente puede ser útil también para combatir las fuertes cistitis y las infecciones intestinales y urinarias.

### SELAGINELLA
Procedencia: China.
Aparte de utilizarse en conjuros contra el mal de ojo y los espíritus posesivos, esta planta aseguraba posesiones mucho más placenteras o al menos consentidas.

### SEN
Procedencia: Arabia.
Se emplea para tratar casos de estre-ñimiento. En niños se recomienda emplear los frutos. Su toxicidad es baja. No se puede administrar en embarazadas, niños pequeños, tampoco durante la menstruación.

### SERPENTARIA
Procedencia: Estados Unidos.
Como su nombre sugiere, el consumo de esta raíz asegura una conducta muy sexual.

### TAGÉ
Procedencia: Amazonas.
Con ella el mundo le parecerá de color de rosa y será capaz de amar profundamente.
También se emplea mucho en iniciaciones religiosas, ya que parece que predispone a un mejor alejamiento de este mundo.

### TOÉ
Procedencia: Amazonas.
Una variedad del tabaco común que es capaz de transportarnos a mundos insospechados.

### VIROLA
Procedencia: Colombia.
Otra planta que se emplea aspirando sus vapores y sus polvos, y que es capaz de aumentar el deseo sexual. También sirve para conjuros y ahuyentar a los malos espíritus.

### YLANG-YLANG
Procedencia: Región Indo-Malasia.
Internamente se puede aplicar para combatir la frigidez femenina, la hipertensión, las infecciones intestinales, las taquicardias y los procesos febriles.

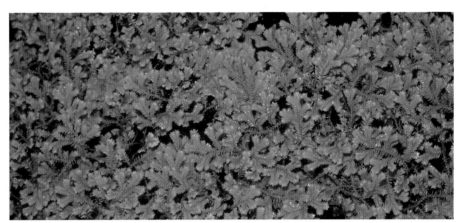

*Selaginella.*

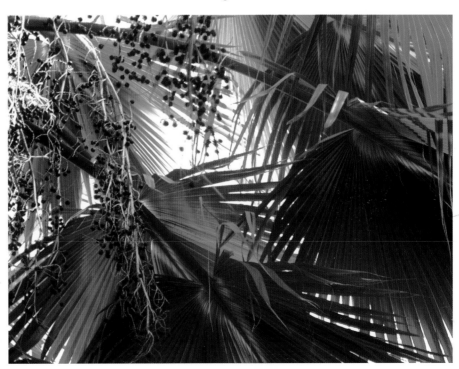

*Palmetto Serrulata.*

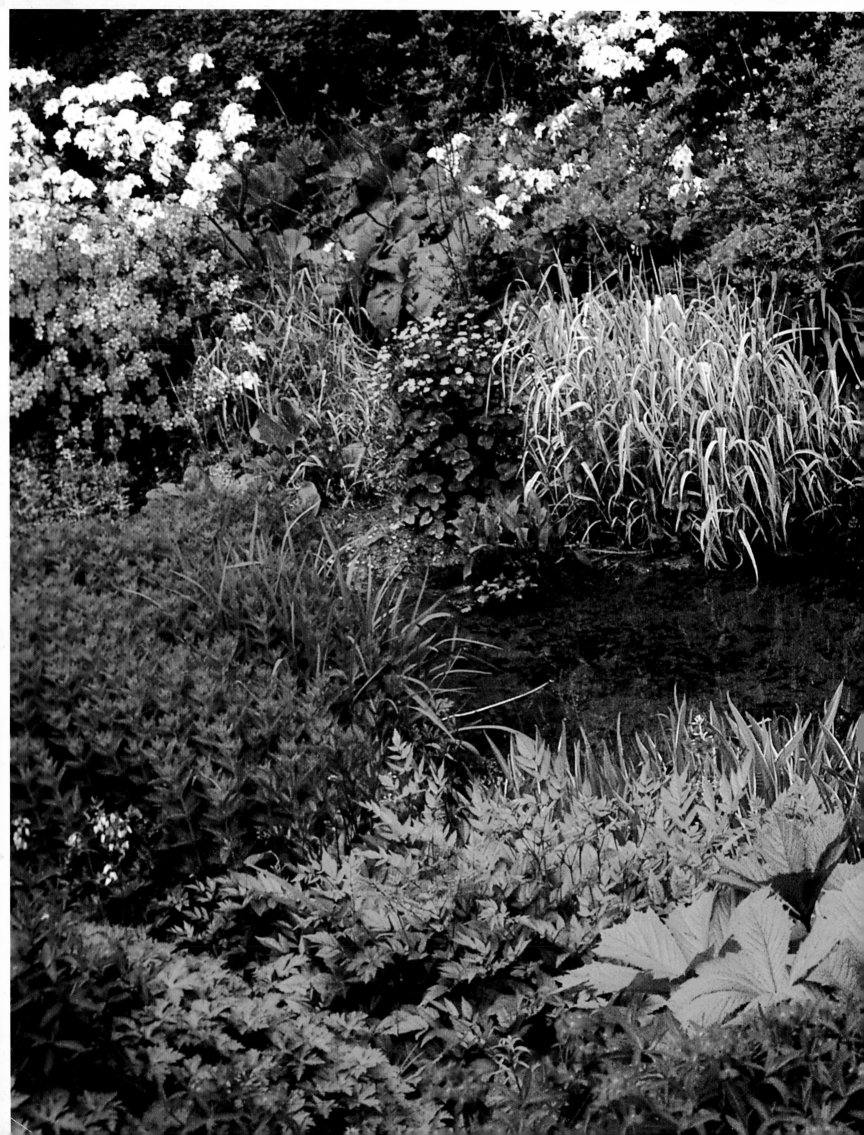

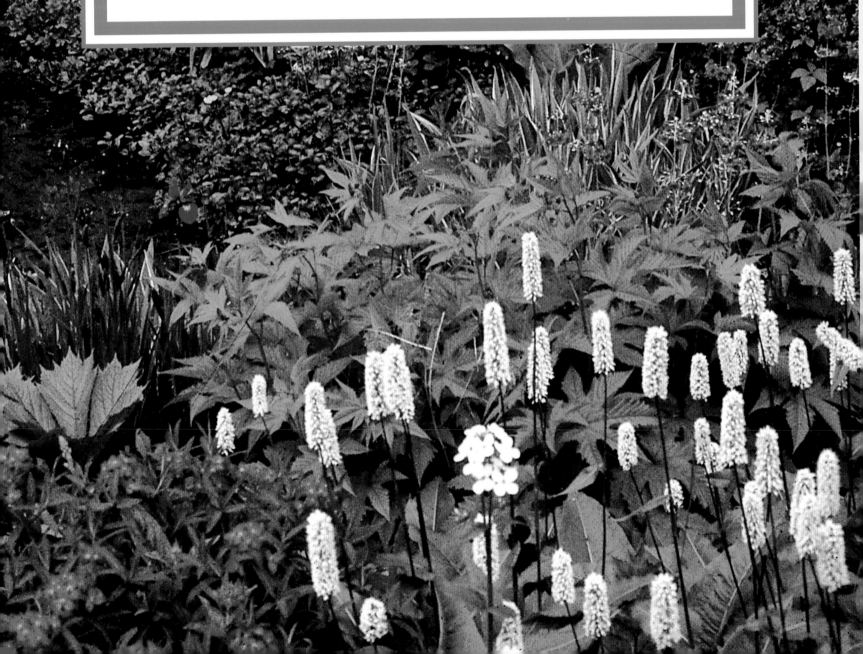

# PLANTAS
# MEDICINALES
# MÁS CONOCIDAS

# DESCRIPCIÓN DE LAS FICHAS

*A continuación se muestra una breve descripción de la estructura de las fichas de las plantas medicinales, para una mejor comprensión de la información mostrada. En un total de 168 fichas diferentes se analizan sus propiedades medicinales, composición, posible toxicidad y otros usos. Todos estos datos han sido ordenados de una forma atractiva y amena para disfrutar mientras nos adentramos en este apasionante mundo.*

## ENDRINO

*Prunus spinosa*

**BOTÁNICA**
Se trata del árbol que dio origen al cerezo doméstico después de un cruce con el *Prunus cesasifera*. Pertenece igualmente a la familia de las rosáceas.

**RECOLECCIÓN**
Se emplea la corteza del tronco, las ramas, las raíces y los frutos.

**USOS MEDICINALES**
Los frutos son astringentes. Es un eficaz antidiarreico que calma los espasmos intestinales. También se le considera un reconstituyente. La corteza y las hojas son hipoglucemiantes y antipiréticas. Las flores, laxantes y diuréticas. Los frutos estimulan el apetito, mejoran la digestión y detienen las hemorragias de nariz.
También se emplea por vía externa para las gingivitis, faringitis y estomatitis.

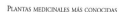

**COMPOSICIÓN**

Contiene nitrilglucósidos, amigdalina, cumarinas y flavonoides en las flores. Los frutos, sacarosa, pectina, vitamina C, ácido málico y en su pigmento puniciamina.

**OTROS USOS**
Con los frutos macerados durante un periodo de no más de dos meses en alcohol se elabora un licor muy apreciado y mermeladas.

**TOXICIDAD**
Los frutos no son tóxicos, pero sí lo son la corteza y la raíz por su contenido en ácido prúsico. De igual modo las semillas contienen ácido cianhídrico, lo que las hace también tóxicas.

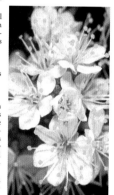

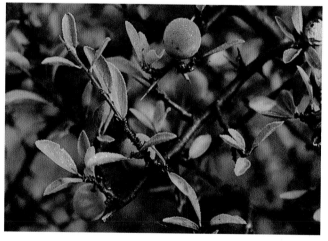

89

**Nombre de la planta** y término científico

**Cuadro de composición:**
Describe los componentes activos de la planta.

**Iconos**, ver Iconografía.

## Apartados de texto:

**Botánica:**
Características botánicas de la planta.

**Recolección:**
Época de recolección y parte de la planta que se recolecta.

**Usos medicinales:**
Características medicinales.

**Otros usos:**
Otros métodos de empleo y curativos.

**Toxicidad:**
Indica si la planta es nociva para el hombre.

# Iconografía

*Se ha introducido la siguiente iconografía para mostrar de forma clara y rápida las características fundamentales de cada una de las plantas, cuyo significado se aclara en el siguiente cuadro*

Los iconos representan la parte de la planta que se emplea por sus propiedades medicinales:

 Significa que el uso medicinal de la planta se obtiene de la corteza.

 La parte utilizada para su uso medicinal es la flor.

 El fruto tiene las propiedades medicinales de la planta.

 La hoja de la planta se utiliza por sus propiedades medicinales.

 Se emplea la semilla de la planta.

 Las propiedades de la planta se concentran en la raíz.

 Se emplea la totalidad de la planta.

## Otros iconos:

 La planta se encuentra en **peligro de extinción.**

 **Autoterapia:** El consumo de la planta no necesita prescripción médica.

 **Tóxica:** El consumo excesivo de esta planta puede ser tóxico.

 **Protegida:** La planta está protegida por su escasez y características.

# ABEDUL

*Betula pendula*

## BOTÁNICA

Perteneciente a la familia de las betuláceas, es un tradicional árbol de los climas fríos del Norte. Crece rápidamente cuando es joven sobre suelos arenosos y en cinco años alcanza ya los cinco metros de altura, sobrepasando al final los 30 metros. De hoja caduca, posee una copa estrecha, con ramas ascendentes que se redondean y hojas brillantes, mientras que la corteza de color marrón brillante se vuelve poco a poco blanca y con surcos de manchas negras, pelándose por la parte de arriba. Las hojas aovadas son triangulares, con base redondeada de un tamaño de 3 a 6 cm y márgenes dentados. Las flores forman racimos amarillos que cuelgan y liberan los frutos. Los brotes son de color pardo. Se encuentra preferentemente entre los 1.000 y 2.000 metros de altitud, llegando a vivir hasta 150 años.

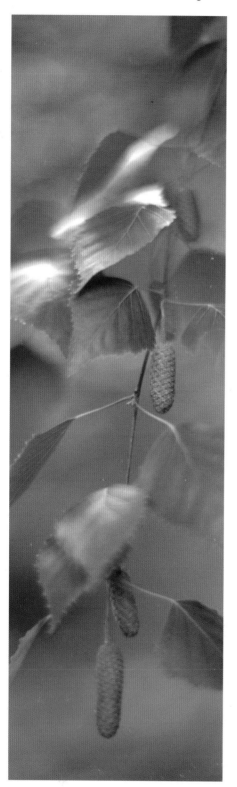

## RECOLECCIÓN

La savia se recoge en primavera antes que salgan las hojas, practicando una incisión en la corteza. Las semillas son aquenios diminutos que se desintegran en otoño e invierno. Se emplean las hojas y las yemas

## USOS MEDICINALES

Sus efectos son diuréticos, astringentes y coleréticos. Se emplea en cistitis, pielonefritis, litiasis renal, oliguria. También en reumatismos en general, gota, edemas en pantorrillas y obesidad. Mejora las afecciones biliares y baja levemente la fiebre. Elimina eficazmente el ácido úrico, disuelve las arenillas renales, es depurativa, estimulante estomacal y ligeramente laxante. En uso externo las hojas de **abedul** se emplean para lavar la piel en caso de erupciones, granos, llagas o heridas, y en forma de cataplasma contra furúnculos. También se emplea con frecuencia contra la caída del cabello y con sus ramas se golpean la piel las personas que acuden a depurarse a la sauna.

## TOXICIDAD

No se le ha encontrado toxicidad alguna.

### COMPOSICIÓN

Corteza: betulina, taninos y un heterópsido.
Hojas: hiperópsido, miricitrina, flavonoides, resinas y un ácido esencial con betulinol.
Savia: azúcar, minerales, proteínas, ácido tartárico y proteínas.

## OTROS USOS

Las hojas frescas se pueden comer en ensaladas y la savia mezclada con levadura nos proporciona un saludable vino.
Con sus ramas podemos hacer cestas, escobas, cepillos, cubrimientos para tejados y cuerdas, y con la elaboración de su aceite protegeremos el cuero.

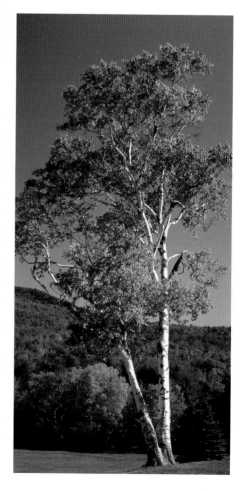

# ABETO

## *Abies alba*

### BOTÁNICA

Se trata de uno de los árboles más altos de Europa, cuya altura puede alcanzar hasta 60 metros, aunque sea más habitual encontrarse con árboles

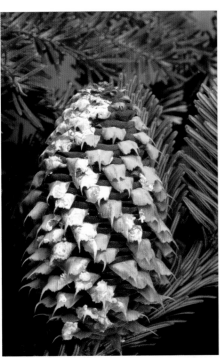

de 40 metros. Perteneciente a la familia de las coníferas, tiene el tallo recto, copa en forma de pirámide y un tronco de corteza lisa que puede llegar a medir dos metros de diámetro. Su edad llega hasta los 500 años y con el paso de la edad su copa se hace redonda y las ramas se extienden. Las hojas tienen dos estrías en la parte inferior y están dispuestas en dos hileras opuestas.

### RECOLECCIÓN

Las yemas carecen de resina y son muy sensibles al frío. Se recolecta entre abril y julio. Se emplean las yemas y la resina.

### USOS MEDICINALES

Bronquitis, asma, enfisemas, rinofaringitis, sinusitis y en general catarros bronquiales. También en infecciones urinarias, como cistitis o pielonefritis. Las yemas son muy eficaces por su efecto antibiótico, mientras que las hojas lo son por su acción balsámica y expectorante.

### COMPOSICIÓN

Taninos, minerales y celulosa en la corteza Limoneno, alfa pineno y resina en las yemas. Esencia de trementina en la resina. Esencia, glucósidos y piceína en las hojas.

La corteza la emplearemos como astringente en casos de diarreas y la savia para aplicaciones de piel. Sus efectos son diuréticos, astringentes y antisépticos.

### OTROS USOS

Mediante la incisión en la madera se obtiene aceite de trementina y con la esencia se da aroma a productos de aseo.

### TOXICIDAD

No tiene toxicidad, pero su esencia puede dar lugar a fenómenos alérgicos.

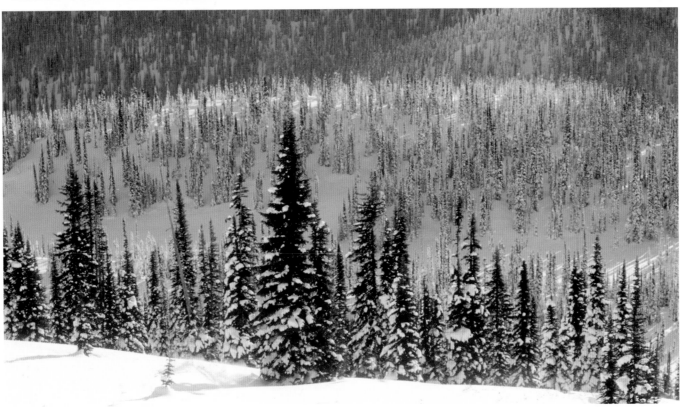

# ABRÓTANO HEMBRA *Santolina chamaecyparissus*

### BOTÁNICA
Pertenece a la familia de las compuestas. Se presenta muy ramificada en tallos erectos tomentosos y tiene las hojas muy divididas en pequeños segmentos romos. Las flores están reunidas en capítulos amarillos y toda ella forma una mata globosa aromática que alcanza el medio metro de altura.

### RECOLECCIÓN
Se puede cultivar en jardín.
Se emplean las cabezuelas.

### USOS MEDICINALES
Se puede emplear para eliminar parásitos intestinales (oxiuros y ascáridos), como antiinflamatorio, espasmolítico, mucolítico, digestivo y en las dismenorreas.

### OTROS USOS
En baños oculares, como colutorio.

### TOXICIDAD
El aceite esencial no se debe administrar en el embarazo ni durante la lactancia. Su toxicidad en infusión es despreciable.

### COMPOSICIÓN
Aceite esencial, ácidos fenólicos, flavonoides.

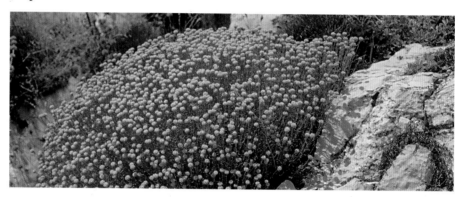

# ACEBO *Ilex aquifolium*

### BOTÁNICA
Nativo del oeste y sur de Europa, este árbol perenne pertenece a la familia de las aquifoliáceas. Se trata de un arbusto protegido, poco utilizado como medicinal, que llega a crecer hasta los seis metros y que se puede encontrar todavía en bosques y lugares espesos, siempre oculto por otros árboles. Crece lentamente y llega a alcanzar los 250 años de edad, siempre que permanezca oculto entre sombras. Su copa es cónica con ramas ascendentes, las hojas pueden ser ovales, de 8 cm. de largo, con un extremo muy puntiagudo y los bordes espinosos. De color verde muy brillante, suelen tener el envés opaco. La corteza es lisa, gris plata y se vuelve áspera.

### RECOLECCIÓN
Florece a mediados y finales de primavera, aunque las flores solamente pueden llevar frutos si los árboles de ambos sexos crecen cercanos entre sí.

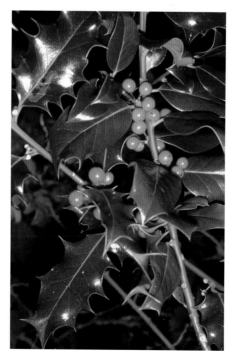

### COMPOSICIÓN
Tanino, teobromina, illicina, ácidos orgánicos y cera.

Las blancas flores, de cuatro pétalos, forman racimos densos situados en la base de las hojas. El fruto pasa del verde al escarlata y madura en octubre. Se emplean la corteza y las hojas.

### USOS MEDICINALES
Las infusiones realizadas con las hojas tienen aplicación en la gota, gripe, reumatismos y como antifebril.

### OTROS USOS
Contra diarrea y la atonía intestinal.

### TOXICIDAD
Tiene una alta toxicidad en los frutos, por este motivo no son comestibles.

# ACEDERA

## *Rumex acetosella*

### BOTÁNICA

Pertenece a la familia de las poligonáceas. Con su porte erecto, que puede alcanzar los 100 cm de altura, crece en praderas y suelo fértil. El fruto es de color rosa y forma triangular.

La variedad Acedera silvestre *(Rumex acetosa)*, que se conoce como Vinagrera, se emplea como reconstituyente y laxante

### RECOLECCIÓN

Tiene una flor de color verde y rojo que sale entre los meses de mayo y julio. Las flores se distribuyen en forma de racimos, mientras que las lanceoladas hojas tienen los lóbulos basales apuntando al cielo.

Se emplean las hojas y raíces.

### USOS MEDICINALES

Estreñimiento y como depurativo para enfermedades de piel. Escorbuto. Tiene efectos diuréticos, laxantes y vitamínicos. Externamente las hojas suavizan eficazmente la piel.

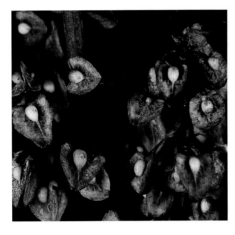

### COMPOSICIÓN

Ácidos oxálicos y antraquinonas. Vitamina C.

### OTROS USOS

Además de sus usos medicinales, con sus hojas se prepara una salsa picante para aderezar el pescado o la carne de cerdo, previamente mezclada con pimienta, sal y mantequilla.

### TOXICIDAD

No administrar cuando existan cálculos renales.

Su toxicidad es baja utilizando dosis normales.

# ACHICORIA

## *Chicorium intybus*

### BOTÁNICA

Pertenece a la familia de las compuestas. De tallos muy resistentes, esta planta ramificada la podemos encontrar cerca de los caminos de suelo calcáreo,

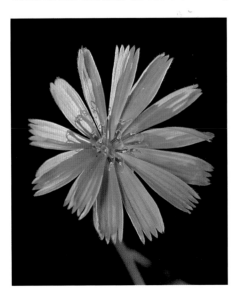

en lugares baldíos soleados. Tiene hojas dentadas y las superiores abrazan al tallo, el cual llega a crecer hasta más de un metro de altura. Son vellosas, mientras que sus flores de color azul pálido se distribuyen en pequeños racimos que salen de las axilas. Las flores se cierran con la luz.

### RECOLECCIÓN

Florece entre principios y finales del verano. Se emplean las hojas y las raíces.

### USOS MEDICINALES

Muy eficaz en las afecciones biliares, las dispepsias, la falta de apetito y el estreñimiento. Mejora la hipertensión y la falta de orina. La raíz tiene efecto antibiótico.

### OTROS USOS

Con las raíces tostadas se prepara un sucedáneo del café muy aromático y

### COMPOSICIÓN

Inulina y ácido isoclorogénico en la raíz.

Ácido chicorésico en las hojas.

Hierro, potasio y lactonas sesquiterpénicas en el tallo.

mucho más saludable, aunque injustamente despreciado por los consumidores. Con la denominación "sucedáneo del café" se logra solamente rebajarle de su valor alimentario, cuando en realidad es un producto superior aunque cueste más barato. Sus hojas tiernas se pueden comer en ensaladas, lográndose mejores efectos terapéuticos que con la infusión.

### TOXICIDAD

No tiene toxicidad.

# AGRACEJO

## *Berberis vulgaris*

### BOTÁNICA
Este arbusto zarzoso pertenece a las berberidáceas y suele alcanzar hasta dos metros de altura. Se encuentra en zonas montañosas y posee corteza gris con el tallo amarillo, además de hojas brillantes de punzantes espinas. Las flores son amarillas, parecidas a rosas silvestres, reunidas en racimos. El fruto es una baya oval rojiza, de sabor ácido.

### RECOLECCIÓN
Las flores se recogen entre mayo y junio.
Se emplean las bayas, hojas y raíces.

### USOS MEDICINALES
El cocimiento de la corteza se emplea en las hemorragias de cualquier tipo, especialmente uterinas, aunque las hojas pueden ser empleadas igualmente. Las hojas son estimulantes en pequeñas dosis y fuertemente laxantes a dosis altas, con ligero efecto diurético.
La corteza es colagoga y aumenta la producción de saliva. Es vasoconstrictora, hemostática y con interesantes propiedades contra la malaria.

### OTROS USOS
Con los frutos se preparan dulces y gelatinas refrescantes de sabor ligeramente ácido.

### TOXICIDAD
No se encuentra toxicidad en los frutos, pero el resto de la planta contiene alcaloides, por lo que se recomienda prudencia por su toxicidad media. También puede colorear la orina.

### COMPOSICIÓN
Magneflorina y berberina. Levulosa, dextrosa, ácido cítrico, tartárico y málico en los frutos.

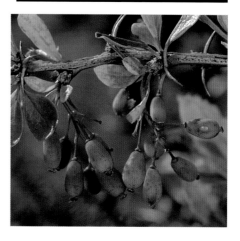

# AGRIMONIA

## *Agrimonia eupatoria*

### BOTÁNICA
Perteneciente a las rosáceas, es de tallo recto de hasta 90 cm de altura. Se encuentra en prados frescos y en lugares sombreados. Las flores de color amarillo están dispuestas en espiga.

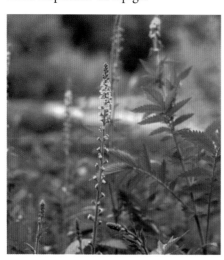

### RECOLECCIÓN
La floración tiene lugar desde la primavera hasta el otoño.
Se emplean las flores y las hojas.

### USOS MEDICINALES
Es astringente, diurética y antiinflamatoria, se utiliza en litiasis renal y diarreas. Tiene efectos tónicos y fortalecedores de los músculos, favorece la digestión y la producción de bilis. También mejora la circulación venosa. Se le han encontrado efectos benéficos para el asma, la tuberculosis y los cólicos hepáticos. Tiene sinergia con el **erísimo** en las afonías.

### OTROS USOS
En enjuagues bucales se emplea en las inflamaciones de la boca, faringitis y encías sangrantes. La infusión es útil para lavar heridas y llagas cutáneas.

### COMPOSICIÓN
Fitosterina, tanino, eupatoria y también vitaminas K y C.

También podemos mejorar las varices externas, contusiones y luxaciones, y con sus vapores se pueden despejar las vías nasales obstruidas. Un baño de pies en una decocción de agrimonia alivia el cansancio, lo mismo que nos servirá para poder extraer astillas o espinas clavadas en la piel, e incluso aguijones de insectos. Antiguamente se empleaba localmente contra algunas mordeduras de serpiente.

### TOXICIDAD
No se le ha encontrado toxicidad alguna.

# AGRIPALMA

## *Leonurus cardiaca*

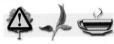

### BOTÁNICA
Planta perenne de las labiadas dotada de un tallo anguloso y rugoso al tacto. En la axila de las hojas superiores crecen las flores de color rosa.

### RECOLECCIÓN
La floración es entre junio y septiembre.
Se emplean las flores y las hojas cercanas.

### USOS MEDICINALES
Desde hace cientos de años se le reconocen propiedades como cardiotónica y antiparasitaria. Como sedante nervioso en la menopausia, para estimular las contracciones cardíacas en la insuficiencia del corazón y como estimulante uterino en la amenorrea, frenando las metrorragias. Tiene efectos hipotensores. Mejora el insomnio, la ansiedad y en general las distonías neurovegetativas.

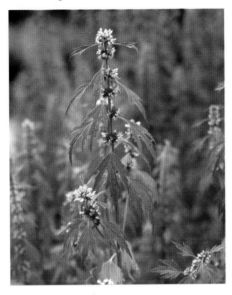

Ácidos fenólicos, saponinas, taninos, flavonoides y alcaloides, como la leunurina.

También las taquicardias y palpitaciones.

### OTROS USOS
De su esencia se extrae un pigmento para teñir la ropa de verde.
Posee acciones como antiepiléptica, astringente y antiespasmódica.

### TOXICIDAD
Ha de tenerse en cuenta su grado medio de toxicidad, así como no emplearla junto a derivados del digital.

# AJENJO

## *Artemisia absinthium*

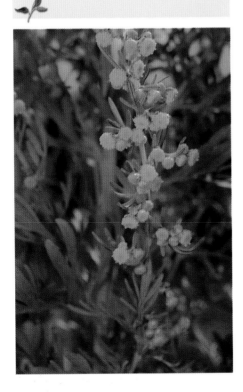

### BOTÁNICA
Planta vivaz de la familia de las compuestas cuyos tallos alcanzan hasta un metro. Con hojas plateadas, blancas y sedosas, tiene las flores dispuestas en racimo de cabezuelas amarillas. Se encuentra espontánea en terrenos áridos.

### RECOLECCIÓN
Florece de julio a septiembre.
Se emplean las hojas y las sumidades en plena floración.

### USOS MEDICINALES
Se utiliza como aperitivo, antihelmíntico, emenagogo y colagogo, siendo muy eficaz contra la anorexia, el meteorismo y las insuficiencias digestivas de origen biliar. También en las amenorreas y dismenorreas, así como para eliminar parásitos intestinales. Tiene efecto positivo en el saturnismo.

### COMPOSICIÓN

Tuyona, tuyol, taninos, potasio, absintina, nitrato de potasio.
El aceite esencial tiene tujón y felandreno.

### OTROS USOS
Lo podemos encontrar en la mayoría de los licores aperitivos y en el vermut, empleándose también como sustituto del lúpulo en la fabricación de cerveza.

### TOXICIDAD
Su grado de toxicidad es bajo. La tuyona presente obliga a emplear la esencia con precaución, ya que puede dar lugar a convulsiones. Puede excitar el sistema nervioso y provocar crisis epilépticas.

# AJO

## *Allium sativum*

### BOTÁNICA

Es una planta bulbosa de aproximadamente medio metro de altura, cuya raíz es un bulbo compuesto de ocho o diez partes. Las flores son blancas y están mezcladas con bulbillos violáceos. Pertenece a las liliáceas y puede alcanzar los setenta centímetros de altura.

### RECOLECCIÓN

Se desentierran las cabezas cuando la hoja empieza a marchitarse, aproximadamente en el mes de septiembre. Se almacena en sitio fresco y seco.
Se emplea el bulbo turgente y bien maduro.

### USOS MEDICINALES

Es antiséptico, balsámico, antihelmíntico, hipotensor y diurético. Se le reconocen propiedades como rejuvenecedor y restaurador arterial. A pesar de que sus acciones han sido demostradas en repetidas ocasiones por los mejores investigadores, el uso del ajo sigue estando muy limitado a sus aplicaciones culinarias. En el mercado de la herbodietética existen perlas a base de su aceite o incluso con ajo puro pulverizado y seco, las cuales nos pueden servir para utilizarlo con eficacia sin que notemos su profundo olor en el aliento. Su mejor aplicación es para la arteriosclerosis, los zumbidos de

### COMPOSICIÓN

Un enzima como la aliinasa, inulina, aceite esencial con aliicina que se transforma en disulfuro de alilo y vitaminas A, B y C.

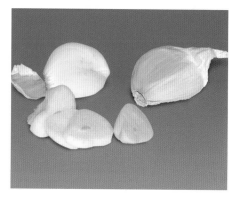

oído, la hipertensión arterial y la pérdida de memoria en la vejez. Es eficaz también por su efecto antibiótico en las enfermedades del aparato bronquial, ya que al eliminarse por el aliento ejerce un efecto local muy poderoso como bactericida. Se le reconocen propiedades contra el cáncer. Mejora también la diabetes, la gripe y los enfriamientos, teniendo en estos casos un efecto bactericida potente. Elimina los parásitos intestinales, previene la trombosis y alivia la claudicación intermitente.

### OTROS USOS

Su jugo neutraliza el veneno de los insectos. Aplicado directamente en el diente dolorido, calma el malestar, lo mismo que si lo introducimos en la oreja en casos de otitis. Mezclado con los alimentos fomenta la puesta de huevos de las gallinas.

### TOXICIDAD

No tiene toxicidad, pero su tolerancia gástrica es mala.

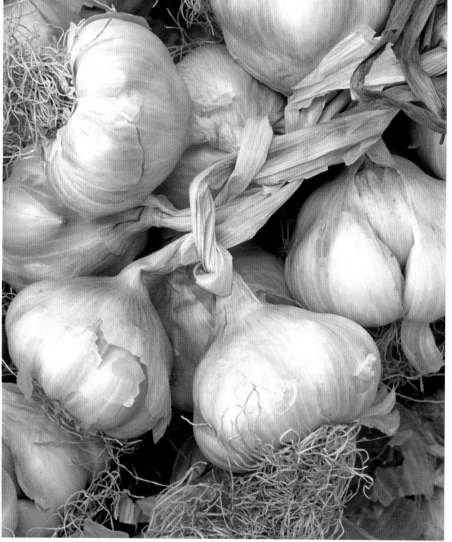

# ÁLAMO NEGRO

## *Populus nigra*

### BOTÁNICA

También conocido como chopo negro, es un árbol de la familia de las salicáceas que se encuentra en anchos valles fluviales. La especie europea es un árbol de copa ancha con un tronco que puede medir hasta dos metros de diámetro. Aunque necesita mucha luz, tolera muy bien los excesos de agua. Es de hoja caduca, corteza negra, surcada, y ramitas amarillas y circulares.

### RECOLECCIÓN

Las cápsulas maduran a principios de junio, liberando semillas verdosas y blancas.

Se emplean las yemas cuando aún están cerradas.

### COMPOSICIÓN

Salicina, taninos, aceite esencial y populina.

### USOS MEDICINALES

Elimina la fiebre, aumenta la sudación, tiene efecto diurético, es útil para eliminar el exceso de ácido úrico, en enfermedades febriles, especialmente del aparato respiratorio. Infecciones de vías urinarias, litiasis renal, bronquitis y asma.

### OTROS USOS

Con la corteza se puede preparar un buen carbón medicinal que emplearemos para diarreas y gastritis.

### TOXICIDAD

No tiene toxicidad alguna.

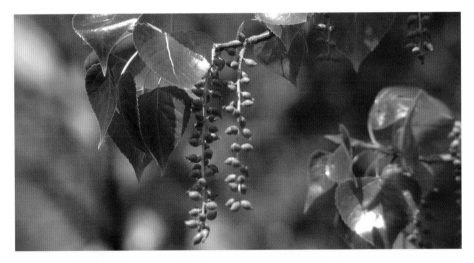

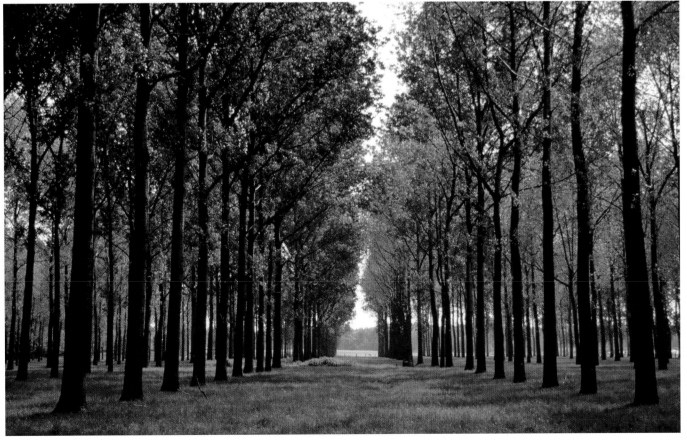

# ALBAHACA

## *Ocimun basilicum*

### BOTÁNICA

Planta que tolera muy mal las heladas; su lugar adecuado es en interiores cálidos, no necesitando así grandes cuidados. El suelo debe ser fértil y llega a alcanzar una altura de 30 cm., pudiéndose cortar sus hojas en cualquier momento. Éstas son de color verde, muy perfumadas, y tiene los frutos oscuros encerrados en el cáliz. Apenas crece ya espontáneamente, salvo en las proximidades de los huertos. Se multiplica por semillas y la siembra debe hacerse a mano a principios de la primavera, en una tierra fértil, caliente y húmeda, cubriéndose después con una capa de mantillo.

### RECOLECCIÓN

Si hemos tenido cuidado con las hormigas, su mayor enemigo, podremos recoger sus hojas y flores en verano, cortándola a unos 15 cm del suelo. Se disponen en haces no muy grandes y se secan a la sombra, separando después las hojas de los tallos. Se emplean las hojas frescas o secas.

### USOS MEDICINALES

Como carminativa, galactogoga. Se utiliza en la falta de apetito, gases intestinales, digestiones lentas y espasmos gástricos. Alivia las jaquecas y la tos.

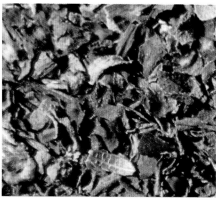

### COMPOSICIÓN

Contiene un aceite esencial con linalol, cineol, estragol, eugenol y saponinas.

Externamente la infusión es útil para lavar heridas y eccemas. Mezclado con aceite, alivia los dolores reumáticos y como colirio para la hemeralopía.

### OTROS USOS

Tiene propiedades para ahuyentar mosquitos, por lo que se recomienda tener macetas cerca de las ventanas.

### TOXICIDAD

No tiene toxicidad, pero la esencia a dosis elevadas posee propiedades narcóticas. No emplear más de dos gotas por dosis.

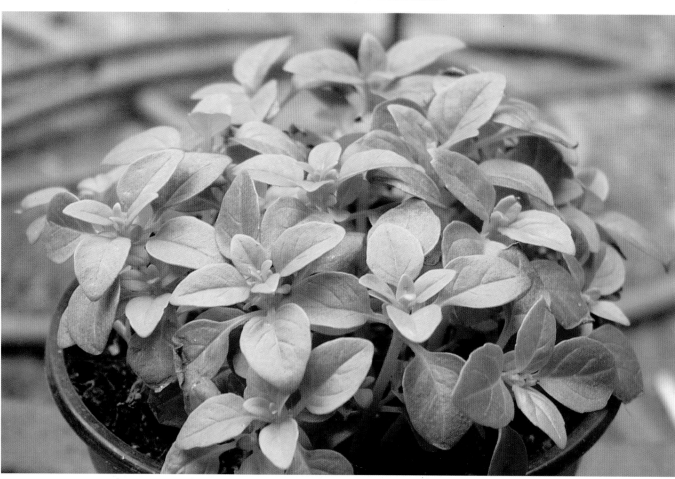

# ALCACHOFA

*Cynara scolymus*

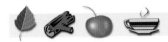

### BOTÁNICA
Perteneciente a las compuestas, es una planta de tallo alto, erecto, estriado, que termina en grandes cabezuelas carnosas compuestas de brácteas comestibles. Se desarrolla en terrenos ricos, bien drenados y con bastante sol.

### RECOLECCIÓN
Se realiza durante la estación fría, cuando las cabezuelas son grandes, jóvenes y tiernas. Se emplean sus cabezuelas, especialmente su parte interna.

### USOS MEDICINALES
Es un potente estimulante del apetito, colagoga y colerética. Tiene acción diurética, laxante y digestiva, especialmente de las grasas. Se emplea con éxito en el tratamiento de las enfermedades hepa-

tobiliares, incluida la litiasis. También mejora el exceso de colesterol, llegando a corregirlo de una manera definitiva. Baja la tensión arterial alta, estimula la función renal deprimida, mejora el estreñimiento de una manera suave y cura la arteriosclerosis si se emplea continuamente. Es eficaz e inocuo para estimular el apetito en los niños.

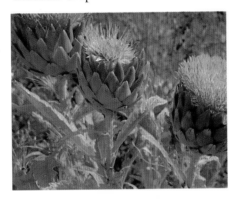

### COMPOSICIÓN
Flavonoides, cinarósidos, cinarina, ácido cafeico, ácido cítrico, láctico y málico.

### OTROS USOS
La parte más activa de la alcachofa son las ramas y las hojas.
Cocinada, pierde parte de sus propiedades, y el fruto, la parte que habitualmente comemos, contiene muchos menos efectos medicinales que el resto.

### TOXICIDAD
No tiene toxicidad, pero no es conveniente emplearla en la lactancia, ya que su sabor amargo puede pasar a la leche.

# ALFALFA

*Medicago sativa*

### BOTÁNICA
Herbácea vivaz de la familia de las leguminosas.

### RECOLECCIÓN
Se emplean los brotes frescos o la planta entera.

### USOS MEDICINALES
Antihemorrágica, antiulcerosa, estrogénica, Su mejor aplicación son las semillas germinadas, procedimiento por el cual se multiplican por cinco sus propiedades nutritivas. La planta entera, debidamente pulverizada y eliminada la fibra bruta, es digestible por el hombre y es muy útil para el tratamiento de la caída del cabello, la anemia, las hemorragias de cualquier tipo (incluso como preventivo) y el tratamiento del colesterol. Es un excelente remedio para el tratamiento de

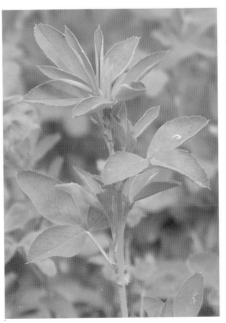

las úlceras gastroduodenales, las gastritis, y para estimular el apetito.

### COMPOSICIÓN
Esteroides, biocanina, genisteína, vitaminas K, E, C A y U. Sales minerales, hierro, potasio y calcio.

### OTROS USOS
Por su contenido estrogénico mejora las disfunciones hormonales en la mujer, especialmente en la menopausia, constituyendo así un elemento nutritivo mucho más inocuo que el administrar estrógenos sintéticos.

### TOXICIDAD
No tienen toxicidad, pero no se debe administrar de manera continuada cuando exista riesgo de trombosis, tampoco debe ser consumida en presencia de *Lupus eritematoso* y *Pancitonemia*.

# ALGARROBA

## *Ceratonia siliqua*

**BOTÁNICA**
Es el fruto en legumbre del algarrobo.

**RECOLECCIÓN**
Se emplean la pulpa seca y las semillas.

**USOS MEDICINALES**
Laxante (semillas), emoliente, astringente y antidiarreica a dosis pequeñas. La sabiduría popular emplea la pulpa en casos de diarreas infantiles por su efecto astringente, mientras que las semillas tienen el efecto contrario, ya que son laxantes y ayudan a corregir la obesidad al aumentar de volumen en el estómago y producir saciedad. La pulpa evita, además, los vómitos infantiles, por lo que puede emplearse en las diarreas de verano.

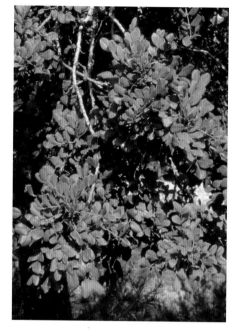

### COMPOSICIÓN

Sacarosa, glucosa, fructosa, proteínas, pectinas y grasas. Ácidos fórmico y benzoico, vitaminas, galactomanano y mucílago.

Ayuda a adelgazar, mejora las diabetes y corrige el exceso de colesterol.

**OTROS USOS**
En algunos establecimientos podemos encontrar ya preparada la harina de algarroba para preparar tortas y gachas.

**TOXICIDAD**
No se conoce.

# ALHOLVA

## *Trigonella foenum-graecum*

**BOTÁNICA**
Conocida también como fenogreco, esta leguminosa es una planta de 30 centímetros de altura, tallo recto, hojas brillantes y flores amarillentas. Los frutos contienen unas veinte semillas amarillas de olor repugnante.

**RECOLECCIÓN**
Se recolectan en primavera cuando maduran los frutos y las flores.
Se emplean las semillas.

**USOS MEDICINALES**
Se le reconocen acciones importantes para estimular el sistema nervioso, cardíaco y endocrino.
Es uno de los mejores anabolizantes naturales que existen, pudiéndose emplear con cierto éxito para aumentar de peso. Abre el apetito, mejora la digestión y las dispesias, actuando

con un leve efecto laxante. Externamente se emplea para lavados de fu-

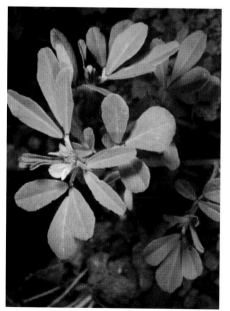

### COMPOSICIÓN

Es rica en proteínas, lecitina, grasas y colina. Contiene mucilagos, galactomanano, fitina y trigonelina.

rúnculos, abscesos y vaginitis; también se usa en enjuagues bucales para la faringitis.

**OTROS USOS**
Se emplea contra los senos caídos, tanto por vía interna como externa. Con la harina se preparan estupendas mascarillas cutáneas de rejuvenecimiento.

**TOXICIDAD**
No se conoce.

# ALMENDRO

## *Prunus amygdalus*

### BOTÁNICA
Este árbol frutal pertenece a la familia de las rosáceas y llega a alcanzar hasta ocho metros de altura, aunque lo habitual es de cuatro.
De ramas esparcidas, hojas alternas y flores vistosas, se cultiva con éxito en el Mediterráneo y las islas Baleares.

### RECOLECCIÓN
Las flores en primavera, bastante antes que las hojas. El fruto encierra la almendra comestible y es poco nutritivo en estado verde, aunque rico en proteínas. Se emplea preferentemente la almendra dulce.

### USOS MEDICINALES
La dulce se emplea por su valor nutritivo para elaborar leche de almendras, turrón y dulces.

### OTROS USOS
Su aceite es utilizado como laxante y

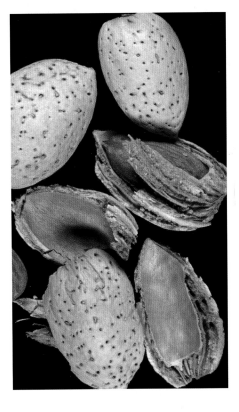

#### COMPOSICIÓN
Emulsina, fructosa, vitaminas A, E y B, sales minerales (azufre, potasio, fósforo y magnesio), proteínas y grasa. La variedad amarga: heterósidos, amigdalina, ácido cianhídrico y aldehído benzoico.

de forma tópica como cicatrizante, emoliente y antiinflamatorio.

### TOXICIDAD
La amarga solamente se emplea como aromatizante, teniendo en cuenta su alto grado de toxicidad, especialmente en niños. El ácido cianhídrico se libera en la saliva por la acción de la emulsina, llegando a producir la muerte en pocas horas, y en adultos asfixia y vómitos.

# ALOE

## *Aloe vera*

### BOTÁNICA
Originaria de África, esta liliácea de hojas blancas en la base y matiz verde hacia la sumidad, tiene el tallo recto y elegante. Sus flores pendulantes tienen un color rojo intenso, mientras que los frutos son unas cápsulas de forma triangular.

### RECOLECCIÓN
Se emplean las hojas frescas y el zumo que se obtiene mediante incisiones en el tallo.

### USOS MEDICINALES
Es laxante a dosis medias y purgante a dosis altas, también vulnerario, estomacal y aperitivo.

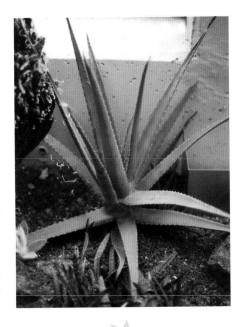

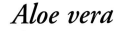

#### COMPOSICIÓN
Contiene aloemodina, aloína, aloinósidos y resina.

### OTROS USOS
Externamente es la base de numerosos cosméticos y mejora las úlceras cutáneas.

### TOXICIDAD
No se debe emplear por vía interna a causa de su toxicidad, aunque su grado de toxicidad es medio. No emplear ni siquiera por vía tópica en embarazadas.

# ALQUEJENJE

## *Physalis peruviana*

### BOTÁNICA

Denominada erróneamente como bolsa de pastor, esta planta vivaz pertenece a las solanáceas y posee unos frutos ácidos de color amarillo. Se encuentra en los campos de cultivo.

### COMPOSICIÓN

Contiene carotenos, esteroides y vitamina C.

### RECOLECCIÓN

Se emplean sus bayas secadas al horno. También las hojas.

### USOS MEDICINALES

Como diurético y laxante. Se utiliza en litiasis renales y vesicales, reumatismo, poca emisión de orina y estreñimiento leve.

### TOXICIDAD

No se conoce.

# ALTRAMUZ

## *Lupinus albus*

### BOTÁNICA

Leguminosa anual, papilio-noidea, que se emplea como forraje y abono verde. Alcanza hasta poco más de cincuenta centímetros de altura, de tallo erecto y velloso, con hojas digitadas compuestas por cinco o siete foliolos.

### COMPOSICIÓN

Lupinina, legumina, ácido lupínico, colesterina.

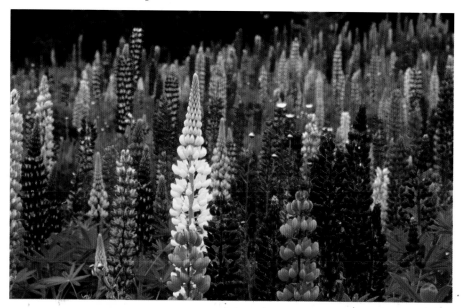

### RECOLECCIÓN

Se emplean las semillas.

### USOS MEDICINALES

Eficaz contra la diabetes. También para eliminar parásitos. Las semillas hay que ponerlas en remojo en agua fría durante unas horas para quitar su amargor.

### OTROS USOS

Abscesos, eccemas y ulceraciones en forma de cataplasma.

### TOXICIDAD

No se conoce.

# AMAPOLA

## *Papaver rhoeas*

### BOTÁNICA
Planta herbácea de las papaveráceas, que puede alcanzar los 70 cm de altura. Está recubierta de pelusa áspera, tiene hojas radiales opuestas, y las flores de largo peciolo son de color rojo intenso con algo de castaño en la base. El fruto es una cápsula que contiene gran número de pequeñas semillas.

### RECOLECCIÓN
Entre marzo y mayo, justo antes de la siega. Se emplean las flores frescas.

### USOS MEDICINALES
Somnífera, antitusígena y emoliente, se emplea para combatir el insomnio, la tos irritativa, el asma y la tos ferina.

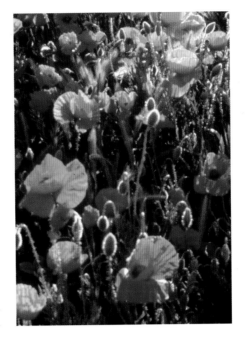

### COMPOSICIÓN
Mucílagos, antocianos, readina y alcaloides isoquinoleicos.

Mejora la ansiedad y los espasmos gástricos.

### OTROS USOS
Externamente se emplea en conjuntivitis y blefaritis.

### TOXICIDAD
No contiene el opio de la adormidera, aunque es algo venenosa a dosis altas. Su grado de toxicidad es bajo, salvo los frutos, que no se deben tomar por su contenido en alcaloides.

# ANGÉLICA

## *Angelica archangelica*

### BOTÁNICA
Planta que puede alcanzar los dos metros de altura, con un tallo erecto y gran raíz. Es muy común en los prados húmedos, aunque para su recolección son mejores las plantas que crecen en lugares secos, ya que contienen más principios activos.

### RECOLECCIÓN
Se desentierra a finales de otoño y se seca a la sombra.

### COMPOSICIÓN
Aceite esencial, ácido angélico, cumarina y taninos.

Se emplean la raíz, las flores y las hojas. Las angélicas de la Península Ibérica tienen un valor medicinal bajo.

### USOS MEDICINALES
Estomacal y carminativa, y por ello mejora la digestión, elimina los gases y es aperitiva. Tiene efectos favorables contra el insomnio, mejora el enfisema y la insuficiencia respiratoria. Corrige las jaquecas, las dismenorreas y los vómitos.

### TOXICIDAD
Su grado de toxicidad es bajo. No emplear la esencia en niños por su efecto negativo sobre el sistema nervioso.

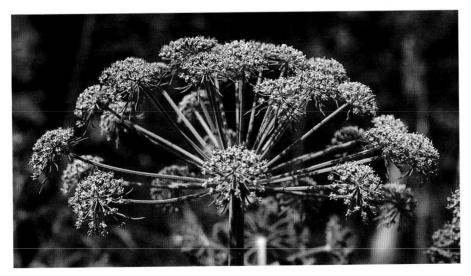

# ANÍS

*Pimpinella anisum*

### BOTÁNICA
Procedente de Asia, esta planta rebasa los 30 cm de altura y presenta unas minúsculas flores blancas. Necesita sol en abundancia, un suelo fértil y drenado, y su plantación solamente

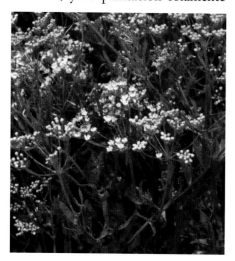

es posible con las semillas, las cuales hay que sembrar en hileras y con una separación de 30 cm. Hay que regar abundantemente en tiempo seco. Se la conoce también como anís verde.

### RECOLECCIÓN
Se coge el fruto ya maduro y seco entre julio y septiembre. Hay que esperar a que las semillas adquieran un color castaño claro y entonces se cortan los tallos, se atan en manojos y se suspenden en un lugar cálido y ventilado. Después, las semillas hay que dejarlas en bandejas una semana más y guardarlas en tarros opacos y cerrados.

### USOS MEDICINALES
Carminativo, digestivo y balsámico, se emplea para mejorar la digestión y eliminar los gases intestinales. Fluidi-

### COMPOSICIÓN
Carburos terpénicos, anetol, estragol, cetonas, colina y ácido málico.

fica la mucosidad bronquial, es diurético y mejora el asma.

### OTROS USOS
Estimula la producción de leche en mujeres lactantes.

### TOXICIDAD
No tiene toxicidad, pero su esencia no se debe emplear en niños, ya que en un período superior a siete días puede provocar nerviosismo, además de entumecimiento y dolores musculares.

# ANÍS ESTRELLADO

*Illicium verum*

### BOTÁNICA
Planta perteneciente a la familia de las magnoliáceas, tiene unas hojas anchas de verde intenso y frutos en forma de estrella.

### RECOLECCIÓN
Se emplean los frutos.

### USOS MEDICINALES
De efectos más fuertes que el anís

### COMPOSICIÓN
Anetol, felandreno, dipenteno, limoneno, careno y sesquiterpenos.

verde, se le conocen propiedades como carminativo y estomáquico. Su esencia, tomada con moderación, una gota cada vez, nos servirá contra las gastralgias, las dispepsias y las flatulencias.

### OTROS USOS
Diarreas y gastroenteritis.

### TOXICIDAD
No emplear habitualmente en niños pequeños.

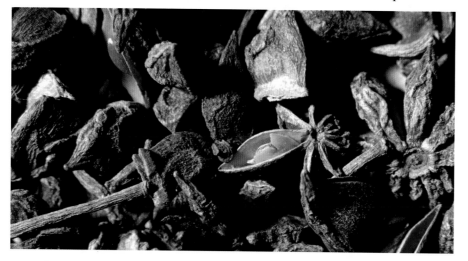

# APIO

## *Apium graveolens*

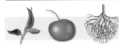

### BOTÁNICA
Umbelífera empleada esencialmente como verdura. Crece en lugares arenosos y húmedos.

### RECOLECCIÓN
Durante todo el año.
Se emplean las raíces, el tallo, las hojas y las semillas.

### USOS MEDICINALES
Diurético, afrodisíaco y digestivo. Aunque normalmente se emplea como hortaliza comestible, tomado directamente, en ensalada, o preparando una infusión con las hojas, tiene potentes efectos contra los gases intestinales, la retención urinaria, la prostatitis, los cálculos renales, el reu-

### COMPOSICIÓN

Manitol, sales minerales, azúcares, limoneno y ácido sedanólico en las raíces. Calcio, fósforo, hierro, carotenos, vitaminas C, K, B1 y B2, proteínas e hidratos de carbono en las hojas.

matismo articular y la gota. Posee un ligero efecto tónico y rejuvenecedor, especialmente en el varón, y tomado antes de las comidas se comporta como un aperitivo. Se le ha encontrado sinergia con el perejil y el espárrago por su efecto diurético potente.

### OTROS USOS
Externamente, se emplea para lavados de garganta y como colirio.

### TOXICIDAD
No emplear en nefritis.

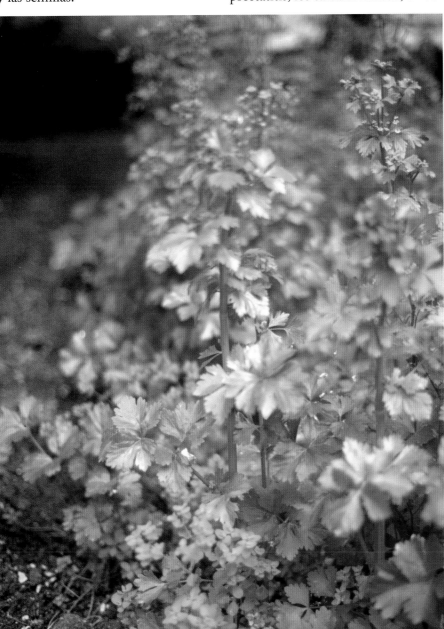

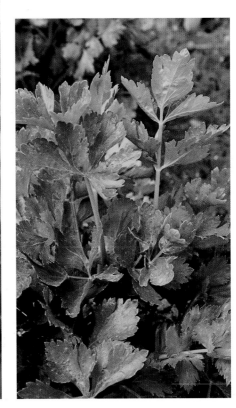

# ARÁNDANO

## *Vaccinum myrtillus*

### BOTÁNICA

Arbusto de ramas rastreras de las que nacen tallos angulosos de color verde. Sus flores alojadas en las axilas de las hojas tienen forma de vesícula, de color verde y rosáceo. Los frutos son bayas azules.

### RECOLECCIÓN

Se recolectan las hojas y los frutos, ricos en vitamina C.

### USOS MEDICINALES

Las hojas son útiles en diarreas y en las diabetes.
Los frutos mejoran la agudeza visual, las enfermedades vasculares, las hemorroides y en especial la retinopatía diabética. En sinergia con la eufrasia, para mejorar la patología ocular.

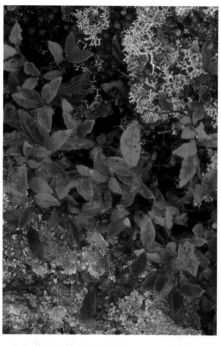

### COMPOSICIÓN

Taninos, glucósido gálico y neomirtilina en las hojas.
Azúcares, inositol, pectina, taninos, carotenos, vitaminas, antocianos, en los frutos.

### OTROS USOS

Los campesinos que toman habitualmente los frutos del arándano tienen justa fama de tener una visión extraordinaria, incluso en la vejez. También se prepara con sus frutos un delicioso postre y exquisitas mermeladas.

### TOXICIDAD

No tiene toxicidad.

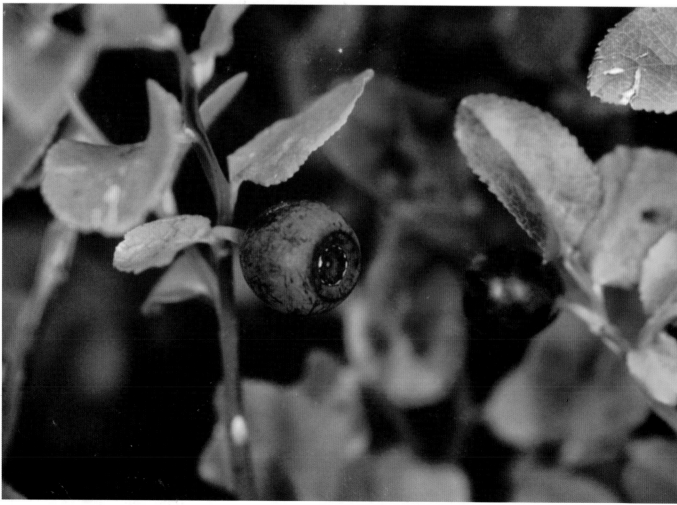

# ARISTOLOQUIA *Aristolochia longa* y otras

## BOTÁNICA

Crece en pastizales húmedos, campos abandonados y en viñas de premontaña.

Pertenece a la familia de las aristoloquiáceas y crece hasta los 40 cm. De hojas verdes pecioladas, produce flores hermafroditas en forma de tubo verdoso o purpúreo.

## RECOLECCIÓN

Los tubérculos en otoño y las hojas durante la floración.
Se emplean las hojas y la raíz.

## USOS MEDICINALES

Tanto esta especie como la *Aristoloquia clematitis* no se usan por vía oral por su efecto tóxico, limitándose a su

## COMPOSICIÓN

Ácido aristolóquico, aceite esencial, taninos, pigmentos, aristoloquina.

uso tópico como cicatrizante. Internamente, posee propiedades para congestionar el útero y producir aborto inminente. En dosis pequeñas puede tener efectos favorables en las amenorreas y la gota, aunque no se recomienda su uso por lo fácil que es intoxicarse. Se utiliza en úlceras de piel, heridas que no cicatrizan, rejuvenecedor cutáneo, llagas y quemaduras.

## OTROS USOS

En forma de colirio es eficaz en las úlceras corneales, las quemaduras y las irritaciones producidas por el uso prolongado de las lentillas.

## TOXICIDAD

Su grado de toxicidad es medio por vía oral, especialmente los tubérculos. No se debe emplear en mujeres embarazadas.

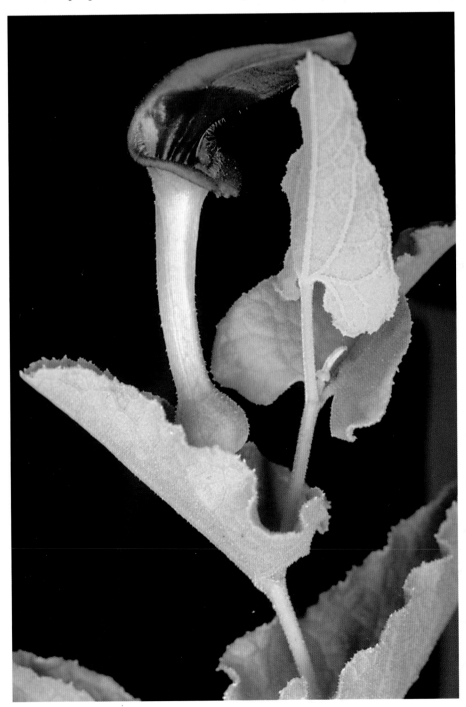

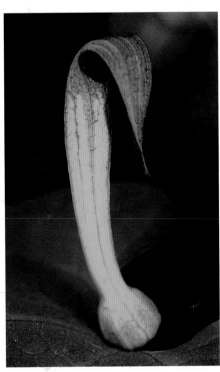

# ÁRNICA

## *Arnica montana*

### BOTÁNICA

Especie protegida, se hizo popular a finales del siglo pasado por su propiedad de provocar estornudos. Tiene una altura de 30 cm y sus flores periféricas son de color amarillo anaranjado, creciendo bien en alturas superiores a los 1.000 metros en un terreno calizo.

### RECOLECCIÓN

Hay que esperar que florezca, entre los meses de junio y agosto; a continuación secar rápidamente a la sombra con una temperatura no superior a los 35º C.
La parte útil de esta planta son las flores.

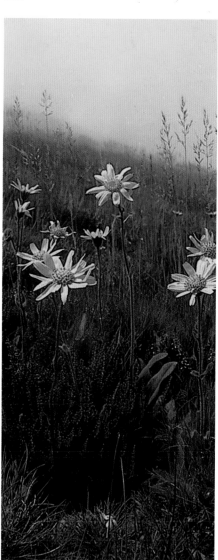

### USOS MEDICINALES

Internamente, es estimulante de la circulación, astringente y antiespasmódica. Es eficaz para la insuficiencia cardíaca moderada y severa, la insuficiencia circulatoria en extremidades y los espasmos gástricos. Como estimulante circulatorio tiene la propiedad de actuar con mucha rapidez, aunque hay que ser muy prudente con la dosis. Estimula la función biliar y excita sensiblemente el sistema nervioso.
Externamente, es antiinflamatoria y antibiótica moderada; es un eficaz remedio contra golpes, contusiones y traumatismos en general, aunque no se puede aplicar cuando hay heridas abiertas o hemorragias. Baja la inflamación y anula el dolor rápidamente.
Tiene sinergia internamente con el *Ginkgo biloba* en la insuficiencia cerebral y con el **espino blanco** en la insuficiencia coronaria.

### COMPOSICIÓN

Contiene tanino, fitosterina, inulina, arnicina, ácido palmítico, flavonoides, ácidos fenólicos, alcoholes terpénicos, betaína, colina y manganeso.

### OTROS USOS

La raíz seca y pulverizada se ha empleado en la antigüedad para provocar estornudos.

### TOXICIDAD

Su grado de toxicidad es medio, aunque depende de la dosis. Su uso por vía interna es muy eficaz, pero debe ser dirigido por un especialista.
Externamente, no es tóxica, pero en concentraciones altas puede tener un efecto vesicante.

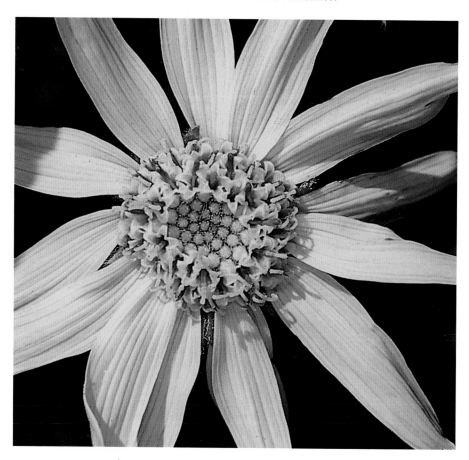

# ARTEMISA

## *Artemisia vulgaris*

### BOTÁNICA
Planta perenne de tallo recto, ramificado en su extremo; se puede encontrar en los arcenes y linderos de caminos, siendo utilizada mucho antes que el lúpulo para fabricar cerveza. Se distribuye por zonas norteñas templadas, en matas de hasta más de un metro de altura y en algunos países se la considera una mala planta.
Prefiere un terreno fértil, aunque se adapta a cualquiera y tolera el fuerte sol.

### RECOLECCIÓN
Se cogen las hojas y flores en verano, después de su floración. Se secan a la sombra con calor natural. Para sembrarlas hay que hacerlo en otoño o primavera, mejor en semilleros, debiendo cortar las ramas con podadera en otoño. Se emplean las hojas, flores y raíces.

### USOS MEDICINALES
Es aperitiva, astringente, emenagoga y antibacteriana. Se emplea en la falta de apetito, en las malas digestiones y sobre todo en la amenorrea o los retrasos del período.

### OTROS USOS
Se puede emplear como eficaz insecticida y para preparar licores caseros. Puede dar mal sabor a la leche en las lactantes.

### TOXICIDAD
Su grado de toxicidad es bajo, aunque está contraindicada en el embarazo, especialmente la esencia, ya que posee un marcado efecto como congestio-

### COMPOSICIÓN
Contiene inulina, cineol, eucaliptol, terpenos y artemisa en la esencia.

nante uterino. También puede dar lugar a convulsiones, aunque este efecto no se ha encontrado en la infusión de la planta.

# AVENA

## *Avena sativa*

### BOTÁNICA
Solamente existe cultivada en zonas húmedas.
Pertenece a las gramíneas y alcanza hasta el metro de altura.

### RECOLECCIÓN
Florece en junio y se recolecta en pleno verano. Se emplean las semillas y hojas.

### USOS MEDICINALES
Es diurética, rejuvenecedora, sedante, refrescante y energética. Se emplea como energético, para calmar los estados ansiosos y para aliviar los trastornos de la menopausia. En menor proporción es empleada en las bronquitis (especialmente cuando el moco contiene sangre) y los edemas. Es laxante suave, tónico nervioso, diurética y ayuda a controlar la hipertensión. Los copos se emplean con éxito en el tratamiento del colon irritable y son ideales para estómagos sensibles, pacientes desnutridos y como primer alimento después de una operación quirúrgica.

### OTROS USOS
Con su harina se preparan multitud

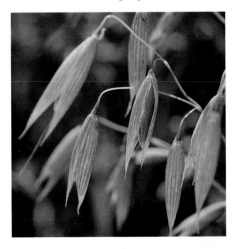

### COMPOSICIÓN
Sales minerales (calcio, hierro, magnesio y potasio), almidón, nitrógeno, vitaminas A, B1, B2, PP, E y D.

de cosméticos contra las arrugas y para mantener la lozanía de la piel. También se puede emplear para lavar la piel de los niños y evitar las escoceduras, y en general para aplicarla directamente sobre la piel irritada o con dermatitis. Como jabón se aplica para eliminar la costra láctea.

### TOXICIDAD
No tiene toxicidad y su harina se emplea con éxito para el baño, especialmente en bebés.
Sirve para la preparación de whisky.

# AZAFRÁN

## *Crocus sativus*

### BOTÁNICA
Planta herbácea de la familia de las iridáceas. Con flores de color lila, violeta o blanco, que salen de entre las hojas y dan filamentos de color anaranjado, terminan en unos frutos que contienen numerosas semillas.

### RECOLECCIÓN
Entre septiembre y octubre. Los estigmas o filamentos.

### USOS MEDICINALES
Estimulante, digestiva, aperitiva. También se puede emplear en las amenorreas, el exceso de colesterol, la falta de apetito y el cansancio. Externamente alivia los dolores de dientes y mejora la gingivitis.

### OTROS USOS
Con el azafrán se prepara el láudano y un eficaz analgésico dental.

### TOXICIDAD
No tiene toxicidad.

### COMPOSICIÓN
Aglicona, cineol, carotenos y cronósido.

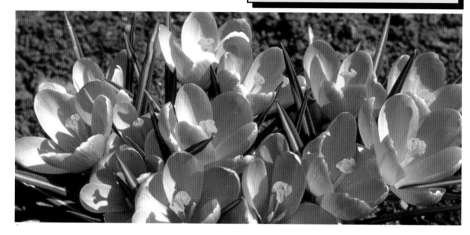

# BARDANA

## *Arctium lappa*

### BOTÁNICA
Planta de la familia de las compuestas, de raíz robusta, tallo ramoso y hojas anchas y rugosas. De flores purpúreas, en cuyas cabezuelas está encerrado un involucro provisto de brácteas ganchudas que le permiten pegarse al pelo de los animales. Se encuentra en lugares áridos no cultivados.

### RECOLECCIÓN
En pleno verano. Se emplean las raíces.

### USOS MEDICINALES
Antidiabética, depurativa y antibiótica. Es uno de los mejores depurativos que existen, pudiéndose emplear indistintamente por vía oral o tópica con el mismo éxito. Es eficaz, por tanto, en el acné, dermatosis, vitíligo, psoriasis, caída del cabello y como antibiótico en la mayoría de las infecciones, aunque de manera especial en amigdalitis y sarampión. Tiene igualmente propiedades insuperables contra la gota, la eliminación del ácido úrico y la diabetes. Se le atribuyen propiedades antitumorales. Produce un aumento benéfico de la sudación y es eficaz en las fiebres. Externamente, es el tratamiento de elección en las dermatosis, furúnculos, ántrax, alopecia, caspa, hongos, infecciones vaginales y lavado de heridas infectadas.

### COMPOSICIÓN
Además de sodio, yodo, hierro, fósforo, calcio, azufre, vitaminas E, B2 y PP, es rica en vitaminas A, C y D. También enzimas, gluconasturtósido y una esencia.

### OTROS USOS
Su sinergia se encuentra con la fumaria en los tratamientos depurativos. Con la equinácea en las heridas y las enfermedades infecciosas.

### TOXICIDAD
No tiene, aunque hay que tener en cuenta su efecto hipoglucemiante.

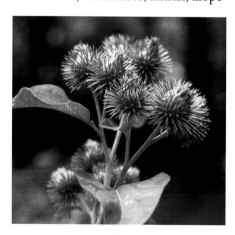

# BERRO

## *Nasturtium officinale*

### BOTÁNICA
Planta de la familia de las crucíferas de hasta 30 cm de altura, con hojas de bordes lisos o dentados. Se encuentra en aguas dulces poco profundas, corrientes o estancadas, aunque deben estar limpias.

### RECOLECCIÓN
Florece de marzo a julio.
Se consumen las hojas en forma de ensalada.

### USOS MEDICINALES
Diurético y aperitivo. Es una hierba muy nutritiva que, además, abre el apetito y estimula la secreción de los jugos gástricos. Posee un débil efecto para bajar el azúcar de la sangre, ayuda a eliminar los parásitos intestinales, es un moderado diurético y hay quien lo emplea para mejorar las bronquitis. Impide la formación de piedras vesiculares y renales, mejora el reumatismo, baja la fiebre y provoca sudor, siendo por estos motivos muy útil como ali-

mento en la gripe. Es buen antiescorbútico y antianémico, y últimamente se le han encontrado efectos contra el cáncer, aunque no confirmados. Externamente, podemos emplear su jugo contra la caída del cabello, curar llagas, furúnculos, ántrax, y para aliviar la piel quemada por el sol. Comiendo hojas crudas reforzaremos las encías.

### OTROS USOS
Su sinergia se da con la lechuga y la achicoria. Es importante no confundirlo con la berraza, una variedad veneno-

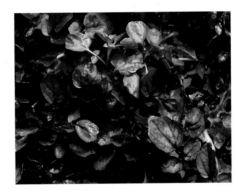

### COMPOSICIÓN
Además de sodio, yodo, hierro, fósforo, calcio, azufre, vitaminas E, B2 y PP, es rico en vitaminas A, C y D. También enzimas, gluconasturtósido y una esencia.

sa que ha causado no pocos envenenamientos. Las hojas del berro tienen un sabor que nos recuerda a la mostaza. Hay que limpiar profundamente las hojas antes de comerlas, ya que en ellas suelen anidar parásitos. No es aconsejable comerlo cocido porque se pierden sus cualidades.

### TOXICIDAD
Su grado de toxicidad es bajo, aunque hay que recolectar los tallos antes de que florezcan, ya que las flores y sus frutos son venenosos. No consumirlo las embarazadas, pues en cantidades elevadas puede provocar el aborto.

# BETÓNICA

## *Stachys officinalis*

### BOTÁNICA
Pertenece a la familia de las labiadas. Tiene hojas largas y ovales y el tallo termina en flores de color púrpura. Vegeta en lugares sombreados y frescos.

### RECOLECCIÓN
En pleno verano. Se emplean las hojas.

### USOS MEDICINALES
Es purgante, provoca el vómito y tiene efecto expectorante, contribuyendo a bajar la fiebre.
Es utilizada en infecciones de vías respiratorias que cursen con mucosidad. Eficaz en dolores de cabeza, jaquecas y vértigos, sinusitis y enfriamientos. Uti-

lizar poca cantidad de planta en las infusiones porque puede aumentar el deseo del vómito.
Externamente, es adecuada para lavar

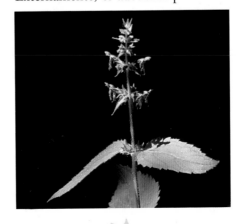

### COMPOSICIÓN
Lactonas, ácidos fenólicos, taninos y betaína,

heridas, llagas y úlceras varicosas.

### OTROS USOS
La raíz pulverizada y seca es eficaz para producir estornudos. Controla la excesiva sudación

### TOXICIDAD
No se conoce efecto tóxico alguno en la planta.

# BISTORTA

*Polygonum bistorta*

### BOTÁNICA
Planta perenne de rizoma grueso y sinuoso. Pertenece a las poligonáceas, es de tallo erguido y rematado por una espiga de flores color rosa o blanco.

### RECOLECCIÓN
En otoño, después de la floración. Se emplean las raíces.

### USOS MEDICINALES
Es vulneraria, astringente y tónica. Su mejor utilidad es como antidiarreica potente y antihemorrágica. Es eficaz en la disentería, leucorreas, uretritis, hemorroides, y para evitar abortos espontáneos. Para este efecto se puede emplear moderadamente unos días antes del parto o cuando exista riesgo de parto prematuro,

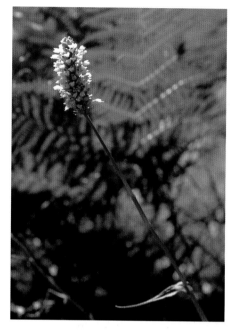

### COMPOSICIÓN
Contiene taninos en el rizoma. Rica en vitaminas, glucosa, almidón, oxalato cálcico, parabina y colorante rojo.

aunque hay quien la emplea aplicándola sobre el vientre y no ingiriéndola.

### OTROS USOS
Externamente, también funciona como antihemorrágica, astringente y antiséptica en el lavado de boca, hemorroides, fístulas y heridas.

### TOXICIDAD
No tiene toxicidad.

# BOJ

*Buxus sempervirens*

### BOTÁNICA
Se le conoce también como alarquez. El boj es un arbusto siempre verde de cuatro metros de altura. Tiene hojas aovadas y espesas. Crece espontáneo en los jardines.

### RECOLECCIÓN
Florece entre marzo y abril. Se emplean las hojas y la corteza.

### USOS MEDICINALES
Es antirreumática, antifebril, colagoga, cardiotónica y laxante. Se emplea como depurativa en casos de reumatismo articular, en las disfunciones biliares y el estreñimiento.
Se puede emplear para sustituir el lúpulo en la elaboración de la cerveza y como sustituto de la quinina en el tratamiento de la malaria. También como anestésico local y en homeopatía como antirreumático.

### OTROS USOS
Con su madera se fabrican tallas, grabados y diversas manualidades, así como mangos para herramientas.
Sus hojas recolectadas mediante des-

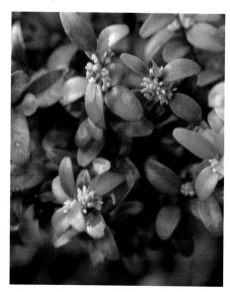

### COMPOSICIÓN
Alcaloides (buxina), aceite esencial y taninos.

moche moderado, poseen sabor amargo y se pueden emplear externamente para poner compresas o realizar vahos calientes en afecciones reumaticas. No hay que aumentar la dosis prescrita.

### TOXICIDAD
Su grado de toxicidad es medio, la presencia de alcaloides aconseja prudencia. Se han dado casos aislados de trastornos respiratorios y nerviosos, por lo que no se recomienda en niños, hipotensos y embarazadas.

# BOLSA DE PASTOR *Capsella bursa-pastoris*

### BOTÁNICA
Se le conoce también como alquequenje o pan y quesillo. Es una planta anual de la familia de las crucíferas, que vegeta en los bosques, huertos y laderas de caminos, preferentemente a la sombra. Las flores son pequeñas, blancas y agrupadas en racimos.

### RECOLECCIÓN
Desde marzo hasta diciembre.
Se emplean las hojas.

### USOS MEDICINALES
Es antihemorrágica, hipertensora, emenagoga y cicatrizante. Es uno de los mejores antihemorrágicos conocidos, inclusive localmente. Actúa en metrorragias, heridas y pérdidas de sangre internas, así como en varices, hemorroides y flebitis. Controla los desarreglos menstruales, las fiebres intermitentes, y se le han encontrado efectos como antitumoral.
Externamente, es eficaz en las heridas sangrantes y como colirio puede detener las hemorragias oculares y nasales. Su sinergia se da con el hidrastis en las metrorragias y los tumores vaginales.

### COMPOSICIÓN
Histamina, ácido fumárico, flavonoides, colina, tiramina, taninos y saponina.

### OTROS USOS
Puede consumirse como alimento.

### TOXICIDAD
No tiene toxicidad, pero debe aplicarse con moderación en hipertensos.

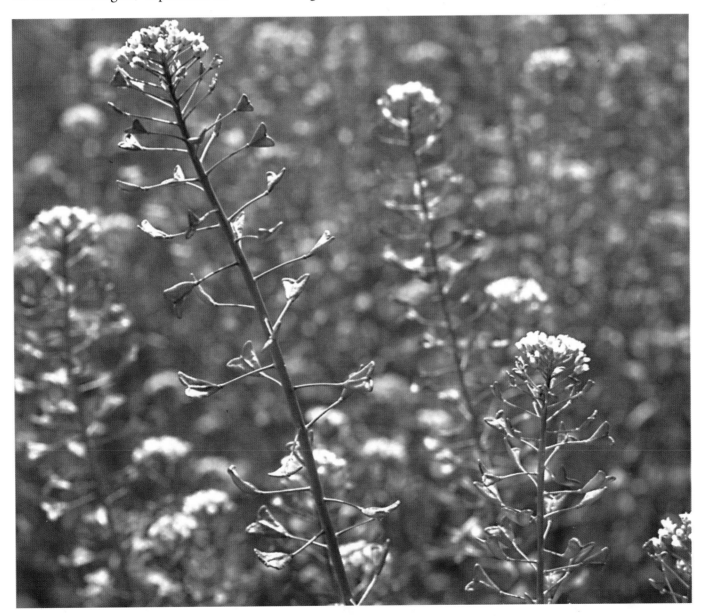

# BORRAJA

## *Borrago officinalis*

### BOTÁNICA
De la familia de las borragináceas, crece silvestre o cultivada y alcanza de 20 a 60 cm. Está recubierta de una pelusilla áspera, dura y blanquecina. Las hojas son igualmente ásperas, y las flores de color azul y en ocasiones rojas.

### RECOLECCIÓN
La floración es en verano.
Se emplean las flores y las hojas.

### USOS MEDICINALES
Es depurativa, emoliente, expectorante, diurética y rejuvenecedora. La presencia abundante de ácidos esenciales en sus semillas hace que su uso haya aumentado sensiblemente en el mundo entero. Se emplean, por tanto, en dismenorreas, esclerosis múltiple, piel seca, trastornos menstruales, menopausia, reguladora hormonal, estimulante del metabolismo, para disminuir el colesterol y como estimulante de las defensas. También para los quistes benignos de mama y la artritis reumatoide.

Las hojas son antiinflamatorias, balsámicas y tienen propiedades diuréticas y sudoríficas, pudiéndose emplear en afecciones gripales y catarrales. Se pueden comer como verdura cocida. Externamente, las hojas se emplean para curar heridas y pieles irritadas por su contenido en alantoína.

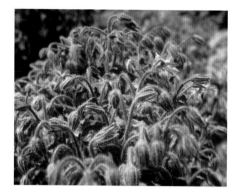

### COMPOSICIÓN
Contiene en abundancia calcio, sílice, potasio, mucílagos, resinas y antocianos. La presencia de alcaloides pirrilizidínicos y prostaglandinas le da un interés especial en medicina. También posee alantoína y nitrato potásico. Las semillas contienen ácidos grasos. Oleico, gamma linoleico, linolénico y palmítico.

### OTROS USOS
Las flores se pueden utilizar como tinte, pues tiñen de azul. Con la infusión se prepara una bebida refrescante.

### TOXICIDAD
No tiene toxicidad, y su sinergia se da con las semillas de prímula.

---

# BRECINA

## *Calluna vulgaris*

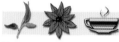

### BOTÁNICA
Arbusto de pequeñas ramificaciones, con hojas muy pequeñas, que se desarrolla en verano al borde de caminos boscosos, de diminutas y abundantes flores de color violáceo-blanco.

### RECOLECCIÓN
Se recolecta a finales del verano y necesita un terreno ácido y cierta dificultad para enraizar. De ser así, sus largas raíces son muy apreciadas para fabricar pipas.
Se emplean las sumidades floridas.

### USOS MEDICINALES
Es diurética y antiséptica de las vías urinarias. Tiene buenas aplicaciones en cistitis, oliguria (poca orina), edemas, gota, litiasis renal, reumatismo, albuminuria e inflamación de vías urinarias y próstata. En uso externo nos servirá contra los sabañones y las varices superficiales, así como linimento para mejorar la artritis y el reúma. Tiene las mismas aplicaciones que la brecina.

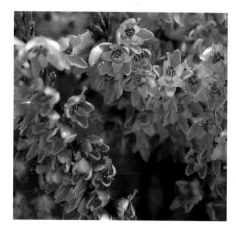

### COMPOSICIÓN
Ericina, ericinol, quercetina, arbutina, taninos y leucocianidol.

### OTROS USOS
Se emplea como sustituto del lúpulo en la elaboración de cerveza y como colorante. Con sus ramificaciones se hacen escobas y con las raíces pipas. Es una planta estupenda para las abejas, aunque también sirve para alimentar a las ovejas. En polvo provoca estornudos de manera similar al árnica.

### TOXICIDAD
No se conoce.

# CALABAZA

*Cucurbita pepo*

### BOTÁNICA
Pertenece a la familia de las cucurbitáceas y posee un tallo flexible, trepador o rastrero, cubierto de pelos ásperos. Las hojas son grandes, pelosas, y las flores de color anaranjado.

### RECOLECCIÓN
Se emplean las semillas grisáceas encerradas en pieles blancas.

### USOS MEDICINALES
Antihelmíntica, emoliente y diuréti-ca. Se emplea con gran éxito en la prostatitis, adenoma prostático, y para eliminar los parásitos intestinales. También para mejorar la agudeza visual y algo menos como diurético suave. Se le han encontrado buenos efectos en carcinomas de uretra y próstata.

### OTROS USOS
La calabaza completa es un buen refresco en épocas veraniegas, con suave efecto laxante y diurético, aportando pocas calorías. Con las flores se prepara una infusión tónica no excitante.

### COMPOSICIÓN
Leucina, vitaminas, minerales, cucurbitina, pepósido, ácido cucúrbico, tirosina y taninos.

### TOXICIDAD
No tiene toxicidad.

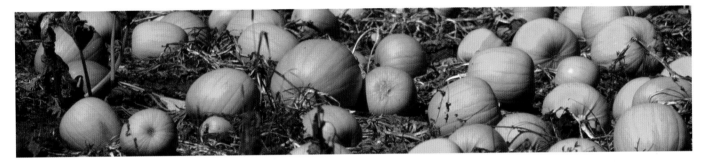

# CALAGUALA

*Polypodium leucotomos*

### BOTÁNICA
Helecho de la familia de las papilonáceas, originaria de Perú. Hojas rastreras, ensiformes, lisas, de unos ocho decímetros de longitud. Raíz rastrera y dura de color verde.

### RECOLECCIÓN
Se emplea la raíz.

### USOS MEDICINALES
Depurativa. Es muy eficaz en psoriasis, vitíligo y dermatosis. Tiene efectos depurativos, estimula el sudor, calma los espasmos digestivos y es ligeramente tranquilizante. Su sinergia se da con la bardana.

### COMPOSICIÓN
Polipodina, calagualina, taninos y aceites.

### OTROS USOS
Propiedades antiespasmódicas y tranquilizantes.

### TOXICIDAD
No tiene toxicidad.

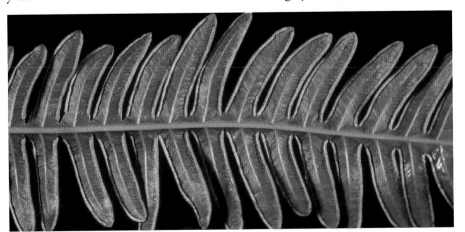

# CALÉNDULA

## *Calendula officinalis*

### BOTÁNICA

Pertenece a la familia de las compuestas y la encontramos en terrenos áridos y en las laderas de los caminos. Las flores son amarillas y radiadas, aunque de olor desagradable.

### RECOLECCIÓN

Florece en invierno hasta la primavera. Se emplean las flores y las hojas frescas, puesto que secas ya no tienen propiedades.

### USOS MEDICINALES

Tiene efectos coleréticos, provoca sudor y estimula los ovarios. Se usa especialmente para regular la función ovárica, tanto por exceso como por déficit, aliviando también las menstruaciones dolorosas. Aumenta la producción de bilis, mejora las digestiones de las grasas, cura las úlceras gástricas y posee efectos antiespasmódicos. Tiene acciones antitumorales, especialmente en la mujer. Externamente, tiene amplios usos en enfermedades de piel, así como para mejorar la belleza y la tersura. Se emplea para lavar abscesos, eliminar verrugas, en el acné, la tiña y las úlceras varicosas. También contra la caída del cabello, los sabañones y las úlceras varicosas.

### COMPOSICIÓN

Contiene flavonoides, aceite esencial, ácido salicílico, carotenos, saponina, resina, calendina, lactonas terpénicas y alcoholes.

### OTROS USOS

Con las flores se da color a postres y comidas, sustituyendo en ocasiones al azafrán. La savia que contiene el tallo se emplea para tratar directamente las verrugas y los callos, e incluso para casos de traumatismos.

### TOXICIDAD

No tiene toxicidad.

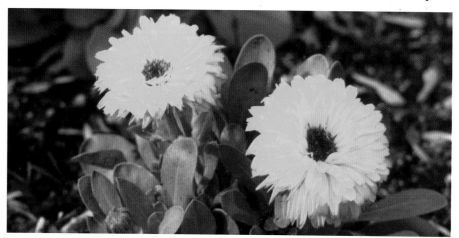

# CANELA

## *Cinnamomum ceylanicum*

### BOTÁNICA

Procede del árbol natural de Sri Lanka, aunque también se utiliza el *Laurus cassia* chino, bastante menos valioso.

### RECOLECCIÓN

La recolección de la canela se obtiene por destilación al vapor de las hojas y cortezas del árbol.
Se emplea la corteza.

### USOS MEDICINALES

Estimulante general, antiséptica, antiespasmódica y afrodisíaca. En atonías gástricas, flatulencias y meteorismos. En cansancios, mal aliento y menstruaciones irregulares.

### COMPOSICIÓN

Taninos, mucílagos y un aceite esencial con pineno, cineol, linalol y eugenol.

### OTROS USOS

Puede utilizarse por sus propiedades como estimulante sexual en la mujer.

### TOXICIDAD

No tiene.

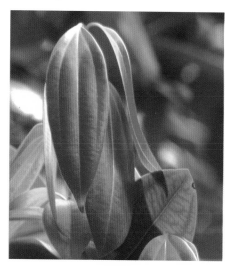

# CAPUCHINA

*Tropaeolum majus*

### BOTÁNICA

Pertenece a las tropeoláceas y llega a tener tres o cuatro metros de longitud. De hojas grandes, pecioladas y redondas, los tallos tienen unos zarcillos con los cuales pueden trepar por la pared u otras plantas.

### RECOLECCIÓN

Florece entre mayo y octubre, aunque las semillas se cogen entre junio y octubre.
Se puede comer cruda en ensalada. Se emplean las semillas, las flores y las hojas frescas.

### USOS MEDICINALES

Bronquial, expectorante y suavizante de vías respiratorias. Antitusígena, diurética y emenagoga. Sus flores y capullos jóvenes se emplean para condimentar ensaladas, pues, además de dar un aspecto colorido, mejoran el sabor de los platos con vinagre. En infusión se emplea para catarros, tos fuerte, mucosidad seca y para frenar la excesiva sudación.
También como diurético y en casos de menstruaciones escasas o infrecuentes. Externamente, tiene reputación para estimular el crecimiento del cuero cabelludo, frenar las alopecias y, mezclada con la ortiga, para la seborrea y caspa.

### OTROS USOS

Sus hojas se pueden comer en ensalada. Mezclada con leche tiene un efecto muy positivo en el enfisema pulmonar. Las semillas tienen efecto antibiótico contra estafilococos, estreptococos y salmonellas. Su eliminación a través de la orina y los pulmones las hacen especialmente utiles en infecciones, comportándose como un buen antibiótico natural.

### COMPOSICIÓN

Isobutil, vitamina C, espilantol, y ácido oxálico.

### TOXICIDAD

No tiene toxicidad.

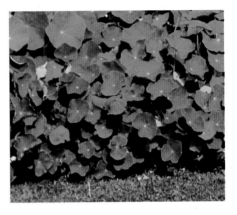

# CARDENCHA

*Dipsacus sativus*

### BOTÁNICA

Se encuentra en terrenos sin cultivar y húmedos, junto a los escombros, ruinas y caminos.

### USOS MEDICINALES

Es depurativa y sudorífica. Aunque no se encuentra comercializada, es una estupenda planta silvestre para el tratamiento de las enfermedades crónicas de la piel, entre ellas la psoriasis, los eccemas y el vitíligo. Es un buen depurativo de la sangre, a la cual hace más fluida, aumenta la cantidad de sudor, facilita la diuresis y tiene propiedades remineralizantes.

### OTROS USOS

Externamente, es adecuada para lavados de piel y tambien en la aplicación de cataplasmas.

### RECOLECCIÓN

La raíz se recoge en otoño y las flores un poco antes.

### TOXICIDAD

No se conoce.

### COMPOSICIÓN

Sales minerales, inulina y un principio amargo.

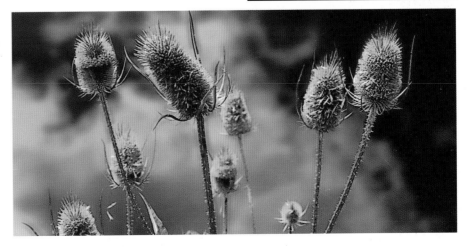

# CARDO MARIANO — *Silybum marianum*

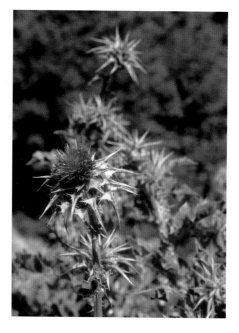

### BOTÁNICA

Pertenece a las compuestas y se trata de una planta anual de tallo alto con hojas picantes alternas. En la parte superior están las cabezuelas aisladas de flores violáceas, con frutos de aquenios plumosos.

### RECOLECCIÓN

Se recogen entre agosto y noviembre. Se emplean las semillas.

### USOS MEDICINALES

Es el mejor hepatoprotector conocido, capaz de regenerar al hepatocito. Es eficaz también como colagogo, antitóxico, digestivo y aperitivo. Se emplea con éxito en la cirrosis, las insuficiencias biliares, las malas

### COMPOSICIÓN

Silimarina, silibina y flavonoides.

digestiones y como tónico hipertensor. Tiene acciones positivas en las hemorragias digestivas, nasales y vaginales. Alivia la gripe, la cistitis, y contribuye a eliminar cálculos renales y vesiculares.

### OTROS USOS

Su sinergia se da con el diente de león.

### TOXICIDAD

No tiene toxicidad.

# CÁSCARA SAGRADA — *Rhamnus purshiana*

### BOTÁNICA

Se trata de un arbusto similar al arraclán, ambos de la familia de las ramnáceas. Tiene una corteza color gris claro, inodora y de sabor amargo. Se le conoce también como aladierdo.

### RECOLECCIÓN

Las minúsculas flores blancas florecen en primavera.
Se emplea sobre todo la corteza pulverizada.

### COMPOSICIÓN

Antraquinonas, cascarósidos, aloina, emodol y taninos.

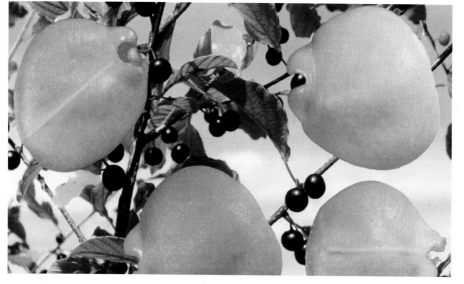

### USOS MEDICINALES

Se utiliza como laxante, para el estreñimiento, y en la insuficiencia biliar.

### TOXICIDAD

Su grado de toxicidad es bajo. No es aconsejable emplear la cáscara sagrada en embarazadas, ni en presencia de menstruación u obstrucción intestinal.
Tampoco se debe emplear más de siete días seguidos. Completar su uso bebiendo mucha agua.

# CASTAÑO DE INDIAS *Aesculus hippocastanum*

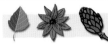

### BOTÁNICA

Árbol robusto que pertenece a la familia de las hipocastanáceas. Sensible a las bajas temperaturas, crece muy rápido y se le puede encontrar en parques y bordes de caminos fértiles.

### RECOLECCIÓN

Los frutos están dentro de unas cápsulas que al madurar liberan hasta tres semillas, conocidas como castañas incomestibles. Las flores se abren en mayo y las cápsulas verdes se desarrollan en otoño.

### USOS MEDICINALES

Astringente, venotónica, antitusígena. Es uno de los remedios más empleados para el tratamiento de las enfermedades venosas, incluida la tromboflebitis, equimosis y hemorroides. Puede ser empleada como antihemorrágico suave en metrorragias y epistaxis nasales.

### OTROS USOS

Se suele confundir con el castaño comestible, el cual posee semillas comestibles. Las de esta variedad no se deben comer.

### COMPOSICIÓN

Flavonoides, saponinas, aescina y catequina en las semillas.
Fraxina, aesculina y tanino en la corteza.
Pectina, potasio, saponina, calcio y fósforo en su pericarpio.

### TOXICIDAD

Su toxicidad es baja en dosis normales. Si se ingieren dosis altas puede producir cierta irritación gástrica.

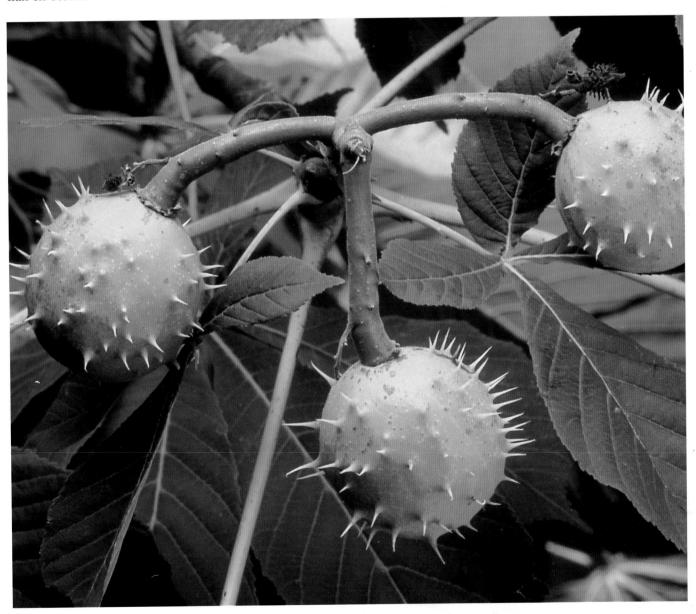

# CEBADA

## *Hordeum vulgare*

### BOTÁNICA

Perteneciente a la familia de las gramíneas, suele tener un metro de altura, tallos fistulosos y espigas. Su cultivo a gran escala se remonta a la época de los grandes faraones egipcios, aunque entonces se empleaba como alimento energético. También se poseen datos del siglo V a.C., que mencionan su aplicación para la elaboración de lo que hoy conocemos como cerveza.

### RECOLECCIÓN

Se emplean las semillas.

### COMPOSICIÓN

Sales minerales, alcaloides, enzimas, almidón, malta, vitamina E y ácidos grasos poliinsaturados.

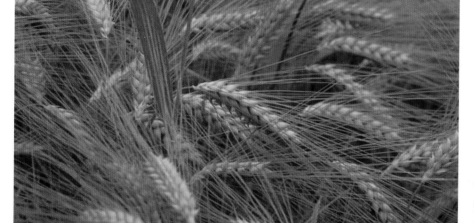

### USOS MEDICINALES

Es estimulante nervioso, antidiarreica y diurética. Se emplea como nutritiva, para mejorar la digestión, corregir las dispepsias y las diarreas. Aumenta la tensión arterial, es diurética y mejora la pielonefritis, las litiasis renales y el exceso de colesterol.

### OTROS USOS

Con la cebada se elabora la malta que se emplea para fabricar cerveza, whisky y un sucedáneo del café nutritivo y saludable.

### TOXICIDAD

No tiene toxicidad.

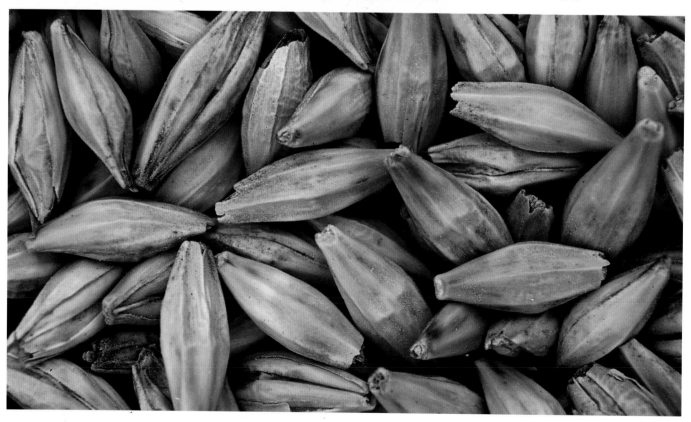

# CEBOLLA

## *Allium cepa*

### BOTÁNICA

Planta con raíz bulbosa y tallo erecto, el cual puede alcanzar hasta un metro de altura. Las flores son de color blanco y púrpura y los frutos albergan las semillas de color negro. Se multiplica mediante la división de los bulbos en primavera en un terreno fértil, húmedo y permeable, ya que en terrenos secos su calidad es pequeña. Tolera la sombra durante medio día, pero necesita el sol.

### RECOLECCIÓN

Se utiliza el bulbo, aunque en cocina también se emplean las hojas.

El trasplante se hace en primavera y las plantas se dividen cada dos años, necesitándose un fertilizante aplicado una vez al año.

### USOS MEDICINALES

Es antibiótica, diurética, expectorante y antiinflamatoria. Se emplea con eficacia en casos de gripe, catarros bronquiales, fiebres y exceso de colesterol.

También es eficaz para eliminar parásitos intestinales, el hipertiroidismo, la diabetes, la arteriosclerosis y las neuralgias.

Externamente, estimula el crecimiento del cabello, elimina las pecas, alivia el dolor de las picaduras de insectos al mismo tiempo que los aleja y, diluido, favorece la cicatrización de las heridas. Si se aplican unas gotas de zumo en la nariz dicen que detiene drásticamente la histeria e incluso que cura la sordera.

### COMPOSICIÓN

Contiene algo de vitaminas A, B y C y flavonoides. También se utiliza su bulbo, que es rico en bisulfuro de alilpropilo, azúcar, inulina, quercetina, calcio y flavonoides.

### OTROS USOS

Hay quien la utiliza para limpiar el cobre y prevenir su oxidación.

### TOXICIDAD

Como condimento no tiene toxicidad y solamente la esencia impone ciertas precauciones.

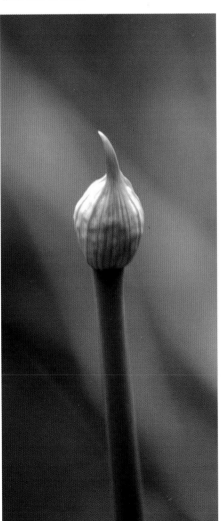

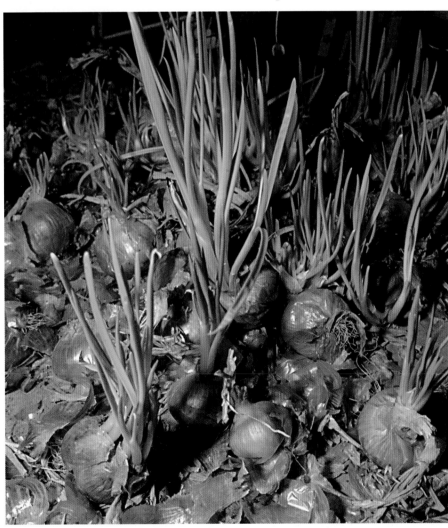

# CELIDONIA MAYOR *Chelidonium majus*

### BOTÁNICA
Conocida también como cirigüeña o hierba verruguera. Pertenece a las papaveráceas y se la encuentra en lugares no cultivados, húmedos, entre malezas y ruinas.
El tallo contiene látex cáustico.

### RECOLECCIÓN
Florece en primavera hasta mediados del verano. Se emplea el látex fresco y las flores sin secar.

### USOS MEDICINALES
Es espasmolítica, bronquial, antitusígena, sedante y colagoga. Internamente se emplea poco a causa de su posible toxicidad, aunque en los pueblos se utiliza para tratar afecciones broncopulmonares, gripe, y para mejorar la función biliar.

Externamente, es muy eficaz su látex para el tratamiento de las verrugas, aunque hay que emplearlo fresco, ya que seco no tiene propiedades. Por ser ligeramente cáustico, hay que utilizarlo con moderación.
Investigaciones recientes encuentran una acción positiva en los carcinomas.

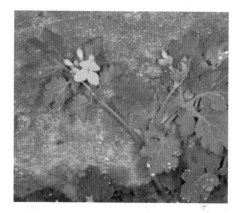

### COMPOSICIÓN
Quelidonina, queleritrina, protopina, alcaloides, sanguinaria, berberina, coptisina, ácido quelidónico, magnesio, enzimas, fósforo, calcio y aceites esenciales.

### OTROS USOS
También se emplea para provocar la menstruación metiendo los pies en una infusión muy caliente y concentrada. ¡Ojo!, esta acción puede ser abortiva.

### TOXICIDAD
Su grado de toxicidad es medio e incluso en tratamientos prolongados puede producir dependencia.
La intoxicación aguda dará lugar a problemas nerviosos similares al tétanos.

# CENTAURA MENOR *Centaurium pulchellum*

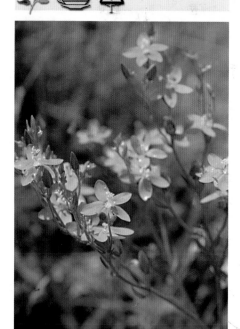

### BOTÁNICA
De la familia de las gentanáceas, es una planta de tallo erguido, ramificado en la parte superior, con hojas ovaladas y flores de color rosa claro. Se la encuentra en praderas húmedas y soleadas.

### RECOLECCIÓN
Florece entre mayo y septiembre. Se emplean las flores.

### USOS MEDICINALES
Es aperitiva, depurativa, colerética y antitusígena. Se emplea como estimulante del apetito, en las digestiones lentas y las insuficiencias biliares. Tiene efectos como anticatarral, calma la tos y estimula el organismo. Externamente se emplea en el lavado de ojos, especialmente en los orzuelos, para curar heridas, eccemas

### COMPOSICIÓN
Tanino, resina, fitosterina, inulina, centaurina y sustancia amarga.

y dermatosis. También se puede utilizar para lavados vaginales y enjuagues de boca para estomatitis y faringitis.
Su sinergia se da con la quasia amarga para estimular el apetito.

### OTROS USOS
Se pueden consumir las hojas en ensalada y con el extracto fabricar licores.

### TOXICIDAD
No tiene toxicidad.

# CEREZO

## *Prunus avium*

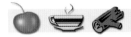

### BOTÁNICA

Introducido en Europa por un general romano, el cerezo es un árbol de unos cinco metros de altura, con hojas alternas dentadas, flores blancas y frutos agrupados. Pertenece a la familia de las rosáceas y se encuentra en tierras bajas y bosques mixtos de hasta 800 metros de altitud. Tiene una vida corta y no suele alcanzar los cien años.

### RECOLECCIÓN

El fruto madura en verano, aunque suele aparecer ya en los mercados en el mes de mayo.
Se emplean los rabos, pedúnculos y los frutos.

### USOS MEDICINALES

Diurético y sedante de las vías urinarias.
En las insuficiencias renales, nefritis, cistitis y para aumentar la diuresis en casos de celulitis. En edemas de las pantorrillas, reumatismo, gota y artritis. En todos estos casos se utilizan los rabos en infusión.

Externamente, pueden emplearse para lavados de piel irritada, acné y cuperosis. Se le reconocen importantes acciones adelgazantes por su efecto diurético y la gran cantidad de celulosa, aunque el fruto es menos eficaz que los pedúnculos (rabos). Estos últimos se emplean con gran éxito en el tratamiento de la celulitis, como adelgazantes y para combatir la artri-

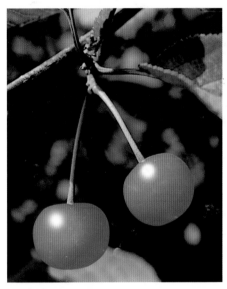

### COMPOSICIÓN

Los frutos: contienen un 85 por 100 de agua, sacarosa, levulosa, vitamina C, hierro y carotenos.
Los pedúnculos o rabos: flavonoides, taninos, potasio, ácido salicílico, fenoles, potasio, magnesio, cinc, cobre, calcio y fósforo.

tis, la arteriosclerosis y el reumatismo.

### OTROS USOS

Los frutos se suelen cocer o dejar macerar en vino, con lo que se logra un agradable licor medicinal que se utiliza en casos de debilidad, especialmente si le añadimos miel. Las hojas del cerezo poseen propiedades carminativas y antianémicas, además de los mismos efectos, aunque atenuados con respecto a los rabos.

### TOXICIDAD

No tiene toxicidad.

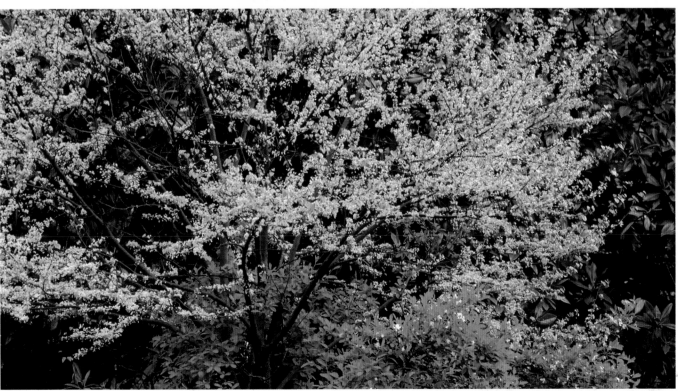

# CHIRIVITA

## *Bellis perennis*

### BOTÁNICA
Pertenece a las compuestas y se la encuentra en pastos frescos y jardines, donde forma una roseta de hojas espatuladas de la que parten los tallos, cortos y limpios, rematados por una cabezuela de centro dorado y lígulas blancas.

### RECOLECCIÓN
Desde la primavera hasta el verano. Se emplean las flores.

### USOS MEDICINALES
Es emoliente, antitusígena y bactericida. Se emplea en tumores de mama, niños debilitados e insomnio.

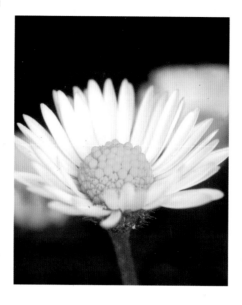

### COMPOSICIÓN
Saponina, tanino, resina y esencias.

Externamente, sirve para suavizar la piel y desinfectarla.

### OTROS USOS
Tiene sinergia con la prímula en los tumores mamarios.

### TOXICIDAD
No tiene toxicidad.

# CIPRÉS

## *Cupressus sempervirens*

### BOTÁNICA
Árbol de tronco alto de hasta veinte metros, con ramas extendidas y recogidas, que acogen un fruto que es una transformación leñosa de las brácteas. Cuando alcanza la madurez las escamas se separan y permiten la caída de las semillas. Tolera bastante mal las bajas temperaturas.

### RECOLECCIÓN
Se recolectan los brotes tiernos y las gálbulas de enero a abril, pero tardan dos años en completar su desarrollo. Mediante incisiones del tronco se saca una resina, la cual tiene un fuerte aroma. Las flores salen en abril.
Se emplean las gálbulas, hojas y brotes tiernos.

### USOS MEDICINALES
Vasoconstrictor, astringente, antihemorrágico y reforzador de la pared vascular. Sus mejores utilidades son como reforzador de la pared venosa, en hemorroides, varices, flebitis y tendencia a las hemorragias. Es calmante de la tos, equilibrador nervioso y regulador de las funciones uterinas. Se le han encontrado efectos como antitumoral. Es adecuado en la patología del aparato respiratorio que curse con enfisema, hemorragias (hemoptisis) y pleuritis.

### OTROS USOS
Externamente, se emplea en úlceras varicosas, sabañones, llagas por decúbito y para corregir la excesiva sudación de los pies.

### COMPOSICIÓN
Canfeno, cedrol, pineno y alcanfor.

La madera, que tiene la propiedad de ser resistente a la carcoma, se utiliza para fabricar objetos artísticos de gran valor.

### TOXICIDAD
Hay que emplear con precaución el aceite esencial.

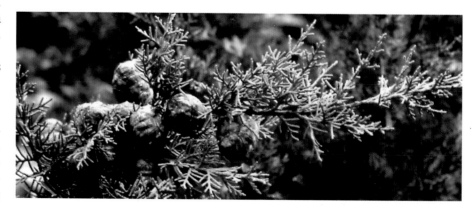

# CLAVO

## *Eugenia caryophilata*

**BOTÁNICA**
Se cultiva en África, Asia y América.

**RECOLECCIÓN**
Se emplean las flores sin abrir, una vez secas.

**USOS MEDICINALES**
Es un potente analgésico y antiséptico en uso externo. Estomacal, carminativo y antiespasmódico, así como expectorante y antitusígeno.
También vermífugo.
Internamente, en flatulencias, meteorismo, atonías gástricas, cólicos y malas digestiones.

**OTROS USOS**
Externamente, como antiséptico dental y para calmar los dolores dentales. En espasmos musculares, dolores articulares, reumatismo, estiramientos, distensiones. Para desinfectar heridas y llagas.

**TOXICIDAD**
Corrosivo a dosis altas, incluso externamente.

**COMPOSICIÓN**

Eugenol, cariofileno, pineno, salicitato de metilo y taninos.

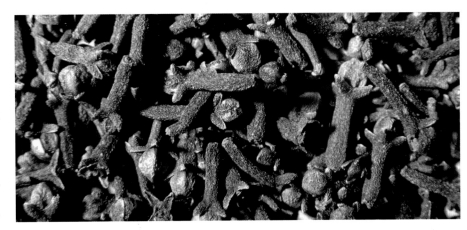

# COL

## *Brassica oleracea*

**BOTÁNICA**
Se trata de una planta que el primer año solamente da hojas y las flores aparecen en el segundo. Crece en tierras húmedas, ligeramente fértiles, ricas en azufre y calcio. Hay que sembrarlas espaciadas y así resistirán bien los fríos. El suelo debe prepararse pasando el arado quince días antes e incorporando los abonos elegidos. Si el clima es húmedo, no necesita riegos.

**RECOLECCIÓN**
Se recolecta en otoño e invierno y se almacena en sitio frío y seco. Se emplean las hojas.

**USOS MEDICINALES**
La berza es el mejor remedio contra la úlcera gastroduodenal, ya sea guisada o en forma de zumo. También ayuda a curar las enfermedades reumáticas y las hepatopatías. La col es difícil de digerir y por ello es posible que se pierdan sus propiedades nutritivas en la cocción, por lo que se recomienda no tirar el caldo. También son adecuadas en las enfermedades crónicas de las vías respiratorias, la afonía, y para desinfectar el aparato intestinal, incluso de parásitos.

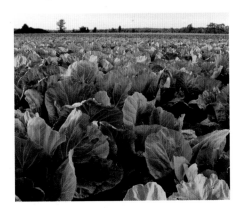

**COMPOSICIÓN**

Contiene vitaminas A, B, C y U, así como hierro y azufre. También calcio, magnesio, fósforo, potasio, hierro, cinc y yodo.

**OTROS USOS**
Las hojas se pueden emplear directamente como una cataplasma para aliviar dolores reumáticos, lumbalgias, ciáticas y neuralgias. También se pueden emplear estas cataplasmas en las bronquitis, la congestión hepática, las cistitis, las dismenorreas y la prostatitis, así como para madurar furúnculos y curar úlceras varicosas.

**TOXICIDAD**
No tiene toxicidad.

# COLA DE CABALLO *Equisetum arvense*

### BOTÁNICA
Planta milenaria de las equisetíneas que se encuentra en zonas húmedas y pantanosas, en terrenos ricos en arcilla y sílice. Tiene multitud de ramitas con estrías longitudinales, con nudos de trecho en trecho, de los que nacen vainas.

### RECOLECCIÓN
Se recolecta en primavera.
Se emplean las hojas.

### USOS MEDICINALES
Es un potente diurético y remineralizante. Se emplea especialmente en problemas óseos, como osteoporosis, raquitismo y fracturas. Es un excelente diurético, rico en potasio; ayuda a controlar las hemorragias de nariz y potencia la coagulación sanguínea en general. Actúa como antirreumático restableciendo la integridad de los

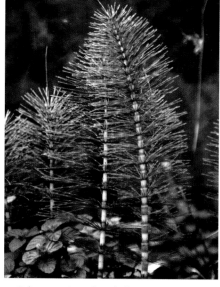

### COMPOSICIÓN
Hierro, potasio, aluminio, sílice, equisetina, vitamina C y tanino. Flavonoides, glucósidos y alcaloides.

tejidos, mejora las defensas orgánicas, elimina el exceso de ácido úrico, los cálculos renales y corrige las metrorragias y las dismenorreas.
Frena la proliferación y división celular en casos de metástasis cancerosa. Eficaz en cistitis. Tiene sinergia con la bolsa de pastor en hemorragias; con la dolomita en raquitismo y osteoporosis, y con los espárragos en la insuficiencia renal.

### OTROS USOS
Externamente, se emplea también en las hemorragias de nariz, las heridas sangrantes y las hemorroides.

### TOXICIDAD
No tiene toxicidad.

# COMINO *Cuminum cyminum*

### BOTÁNICA
Planta anual y espigada de 25 cm de altura con flores blancas y rosas.

### RECOLECCIÓN
Se multiplica por semillas en regiones cálidas y solamente necesita un suelo permeable. En macetas se siembra a una temperatura de 16º, no poniendo más de tres semillas en el mismo tiesto. Se riega en tiempo seco y en otoño se cogen los tallos floridos, colgándolos en un desván cálido. Se emplean las semillas.

### USOS MEDICINALES:
Digestivo, carminativo, galactógeno. Se emplea con éxito en la prevención

### COMPOSICIÓN
Flavonoides y esencia.

de la aerofagia. Tiene la propiedad de evitar que se forme gas intestinal, por lo que su efecto es mayor tomado durante las comidas, incluso mezclado con ellas, especialmente en las legumbres.

### OTROS USOS
Estimula la lactancia, provoca la menstruación y la diuresis, y ayuda a expulsar los parásitos intestinales.

### TOXICIDAD
No tiene toxicidad.

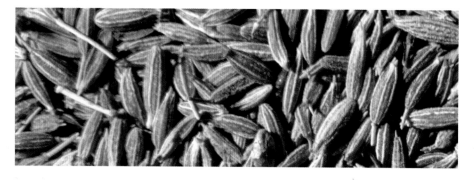

# CONSUELDA

## *Symphytum officinale*

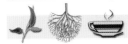

### BOTÁNICA

Planta herbácea de la familia de las borragináceas, con raíz angulosa y ramificaciones superiores. Se la encuentra en zonas húmedas, prados y bosques sombreados.

### RECOLECCIÓN

Se recolecta en primavera.
Se puede emplear su raíz fresca o seca.

### USOS MEDICINALES

Externamente, es cicatrizante, emoliente y antiinflamatoria. Internamente, es astringente y también antiinflamatoria. En su uso externo tiene cualidades insuperables, empleándose en forma de pomada, loción, extracto o emplastos para curar heridas, contusiones, quemaduras y, lo más importante, traumatismos en los que existan huesos rotos. Acelera la curación de las heridas e impide su infección. Por este motivo se emplea como regenerador cutáneo en casos de arrugas o estrías. En las heridas abiertas impide la formación de queloides, manchas o deformaciones. Es conocida desde hace cientos de años por su facultad como "arreglahuesos", empleándose incluso en la Segunda Guerra Mundial para curar las heridas de los soldados.

### TOXICIDAD

Su grado de toxicidad es alto por vía

### COMPOSICIÓN

Contiene mucílagos, taninos, ácido cafeico y alcaloides. También es la planta más rica en alantoína.

oral. Internamente, se podría utilizar para diarreas, úlceras gástricas y catarros, aunque la dosis debe ser muy pequeña y espaciada por su acción hepatotóxica. Es mejor sustituirla para estos usos por otras más inocuas.
Sus alcaloides paralizan el sistema nervioso central.

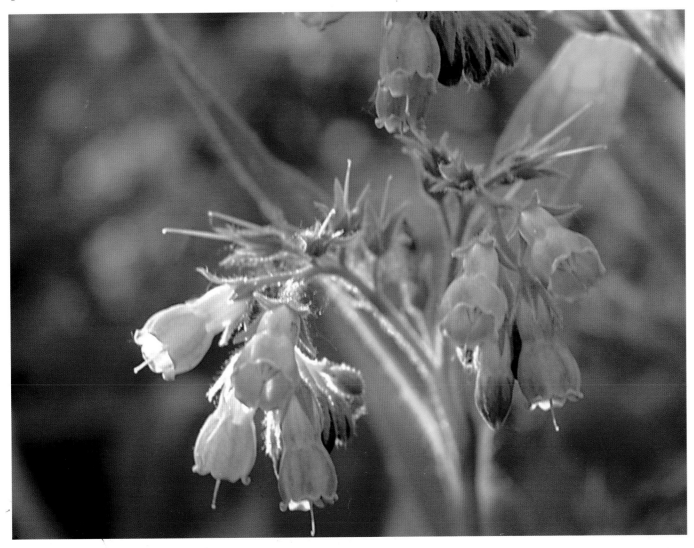

# CORREHUELA

## *Convolvulus arvensis*

### BOTÁNICA
Planta perenne de las convolvuláceas que alcanza hasta tres metros de longitud. Se encuentra en matorrales húmedos, entre la maleza cercana a los ríos, y posee un rizoma carnoso y rastrero.

### RECOLECCIÓN
Se recolectan las flores entre junio y octubre. Se emplea la planta entera.

### USOS MEDICINALES
La resina es laxante y purgante a dosis altas. También colagoga, hipotensora y cardiotónica. Se emplea en el estreñimiento, las disfunciones biliares y para eliminar parásitos intestinales. También en la hipertensión y la insuficiencia coronaria. Tiene sinergia con el espino blanco en la patología cardiaca.

### OTROS USOS
La resina es laxante y purgante a dosis altas. Las partes activas son inodoras pero muy amargas, y se le reconocen efectos para estimular el funcionalismo de los músculos lisos, acelerar el peristaltismo intestinal y aumentar la secreción biliar.

### TOXICIDAD
No tiene toxicidad.

## COMPOSICIÓN

Resina, flavonoides, alcaloides, ácido cafeico y saponinas.

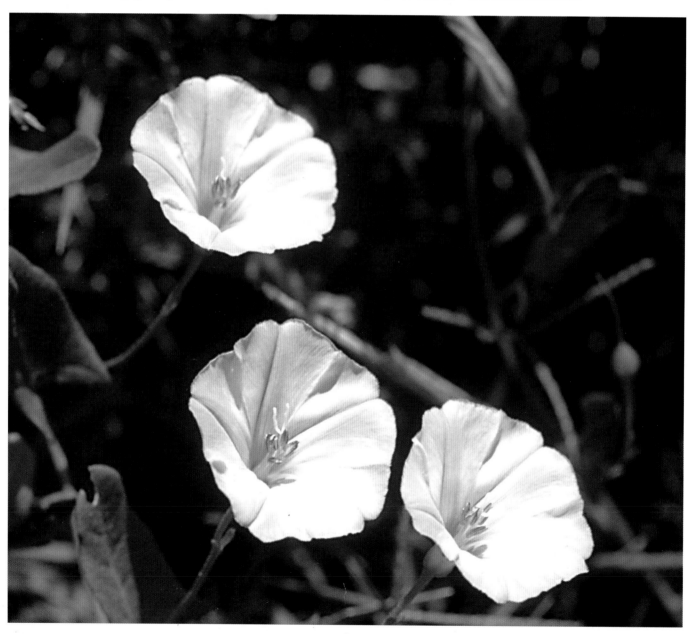

# DIENTE DE LEÓN *Taraxacum officinale*

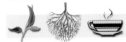

## BOTÁNICA

Planta herbácea de porte en roseta y raíz carnosa. Tiene hojas de contorno aovado, dentadas, en roseta, de la que parten uno o varios tallos huecos, con látex, sin hojas, de hasta 50 cm de altura. Cuando maduran las flores se curva el receptáculo y sobre éste se encuentran los pequeños frutos, provistos de un vilano en forma de paraguas que se disemina con el viento. Las semillas

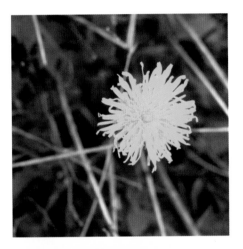

podemos plantarlas en nuestro jardín y recoger dos veces al año una gran cantidad de esta apreciada lechuga medicinal.

## RECOLECCIÓN

Al menos dos veces al año se pueden recoger las raíces, tostarlas y preparar un sucedáneo del café. Toda la planta está recorrida por un látex blanco no tóxico. Las raíces se lavan a fondo, se cortan a lo largo y se ponen a secar a un máximo de 50º. En infusión se emplean las hojas.

## USOS MEDICINALES

Colagogo y colerético, digestivo, depurativo. Las hojas tiernas y jóvenes son un exquisito plato como ensalada, además de muy nutritivo. El único requisito es lavarlas bien para quitarles ligeramente su amargor.

En medicina natural se emplea preferentemente como colagoga y colerética, además de utilizarse en todas las hepatopatías, siendo uno de los mejores remedios que existen para estas pa-

### COMPOSICIÓN

Hojas: flavonoides, vitaminas y cumarinas.
Raíces: inulina, resina y amargos.

tologías. Disuelve y elimina los cálculos biliares y es un excelente e inocuo diurético. Se puede emplear también en arteriosclerosis, estreñimiento, obesidad, reumatismo y gota, así como en las enfermedades de piel.

No se debe confundir con la cerraja y el cerrajón, de tallos asperos, ambas de la misma familia, aunque éstas últimas son más adecuadas para el ganado.

## OTROS USOS

Con sus raíces tostadas se prepara en muchos lugares de Iberoamérica un sucedáneo del café mucho más saludable y barato. En épocas de penuria económica muchos pueblos han podido sobrevivir comiendo solamente esta planta en su totalidad. La savia del látex aplicada directamente elimina las verrugas.

## TOXICIDAD

No tiene toxicidad.

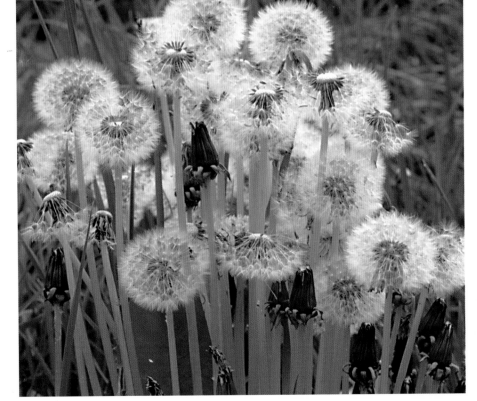

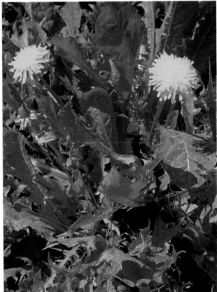

# DROSERA

## *Drosera rotundifolia*

### BOTÁNICA

Planta pequeña de la familia de las droseráceas, que crece en suelos pantanosos y páramos, desde tierras bajas hasta altitudes de 1.800 metros. Las gotas pegajosas que salen de sus hojas atraen los insectos y son digeridos por el fluido.

### USOS MEDICINALES

Planta muy eficaz como antitusígena, antiespasmódica y antiasmática. Es una de las mejores plantas para el tratamiento del asma, la tos ferina y la tuberculosis pulmonar. Elimina la tos irritativa y alivia el broncoespasmo. Su efecto antibiótico la hace especialmente recomendable en las infecciones broncopulmonares, especialmente las producidas por el estafilococo, neumococo y estreptococo. Es más eficaz en infusión o decocción que en diluciones homeopáticas. Tiene sinergia con la lobelia en el asma, con el tomillo en las infecciones bronquiales y con la grindelia en la tos. También es de gran ayuda mezclada con la bardana en el sarampión.

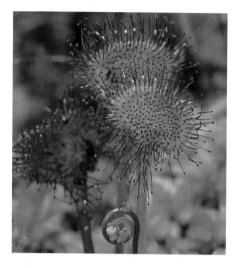

### COMPOSICIÓN

Contiene quercetol, glucosa, droserina, naftoquinonas, taninos, plumbagina, ácido propiónico, taninos, enzimas, aceites y un colorante antociánico.

Tiene efectos sudoríficos y mejora la esclerosis y el reumatismo. Se le atribuyen propiedades afrodisiacas.

### OTROS USOS

Externamente, por uso tópico se emplea contra las verrugas.

### TOXICIDAD

No tiene toxicidad. Puede teñir la orina de color rojo.

# ENCINA

## *Quercus ilex*

### BOTÁNICA

Crece hasta una altura de doce metros y sus hojas perennes son correosas y elípticas.
Se le encuentra silvestre en laderas pedregosas y regiones marítimas.

### RECOLECCIÓN

Proporciona la bellota, de 2 a 3 cm de longitud, con casi la mitad inferior encerrada en el cáliz.

### USOS MEDICINALES

Externamente, en amigdalitis, estomatitis, encías sangrantes, grietas del pezón y anales, hemorroides, sabañones y lavados vaginales.

### OTROS USOS

De madera muy fuerte y pesada, se emplea para fabricar ruedas, postes de

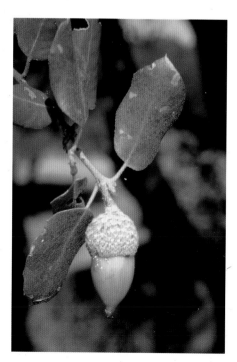

### COMPOSICIÓN

Taninos y ácido gálico.

la luz, porras, o para lograr carbón vegetal. Con la corteza se puede teñir tejidos y muebles o curtir pieles.

### TOXICIDAD

No se conoce.

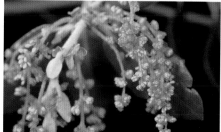

# ENDRINO

## *Prunus spinosa*

### BOTÁNICA
Se trata del árbol que dio origen al cerezo doméstico después de un cruce con el *Prunus cesasifera*. Pertenece igualmente a la familia de las rosáceas.

### RECOLECCIÓN
Se emplea la corteza del tronco, las ramas, las raíces y los frutos.

### USOS MEDICINALES
Los frutos son astringentes. Es un eficaz antidiarreico que calma los espasmos intestinales. También se le considera un reconstituyente. La corteza y las hojas son hipoglucemiantes y antipiréticas. Las flores, laxantes y diuréticas. Los frutos estimulan el apetito, mejoran la digestión y detienen las hemorragias de nariz.
También se emplea por vía externa para las gingivitis, faringitis y estomatitis.

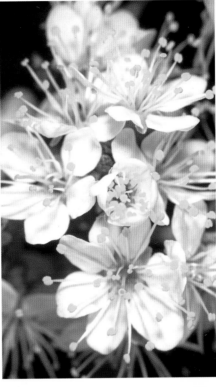

### COMPOSICIÓN
Contiene nitrilglucósidos, amigdalina, cumarinas y flavonoides en las flores. Los frutos, sacarosa, pectina, vitamina C, ácido málico y en su pigmento puniciamina.

### OTROS USOS
Con los frutos macerados durante un periodo de no más de dos meses en alcohol se elabora un licor muy apreciado y mermeladas.

### TOXICIDAD
Los frutos no son tóxicos, pero sí lo son la corteza y la raíz por su contenido en ácido prúsico. De igual modo las semillas contienen ácido cianhídrico, lo que las hace también tóxicas.

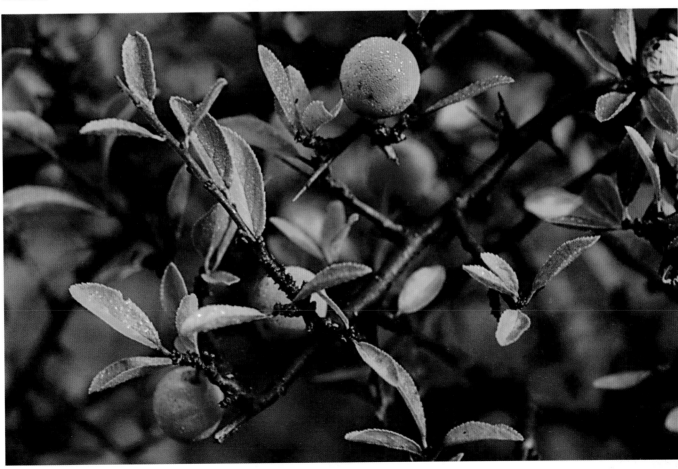

# ENEBRO

## *Juniperus communis*

### BOTÁNICA

Arbusto de la familia de las cupresáceas que alcanza hasta los cuatro metros de altura y que puede vivir hasta cien años. De hojas muy puntiagudas de color verde, puede tener flores masculinas o femeninas y sus frutos son una baya formada por las brácteas que rodean las flores, de color gris azulado. Crece por toda Europa, tanto en llanura como en montaña, aunque ahora es producto de cultivo.

### USOS MEDICINALES

Diurético, antianoréxico y antirreumático. Se emplea para eliminar cálculos renales y mejorar la eliminación de líquidos. Baja moderadamente la tensión arterial, elimina el ácido úrico, alivia la gota y ayuda a mejorar la diabetes. Externamente, se emplea en neuralgias, hongos y dolores reumáticos.

### TOXICIDAD

Su grado de toxicidad es bajo a dosis normales. Los frutos tienen alta toxicidad y no se deben emplear por su acción tóxica sobre el riñón. No utilizar esta planta durante el embarazo.

### COMPOSICIÓN

Terpenol, borneol, pineno, canfeno, alcanfor, juniperina, glúcidos, ácido glicólico, taninos y azúcar.

### RECOLECCIÓN

Las flores salen en mayo, mientras que las bayas tardan dos años en madurar.

### OTROS USOS

La esencia se emplea para elaborar licores.

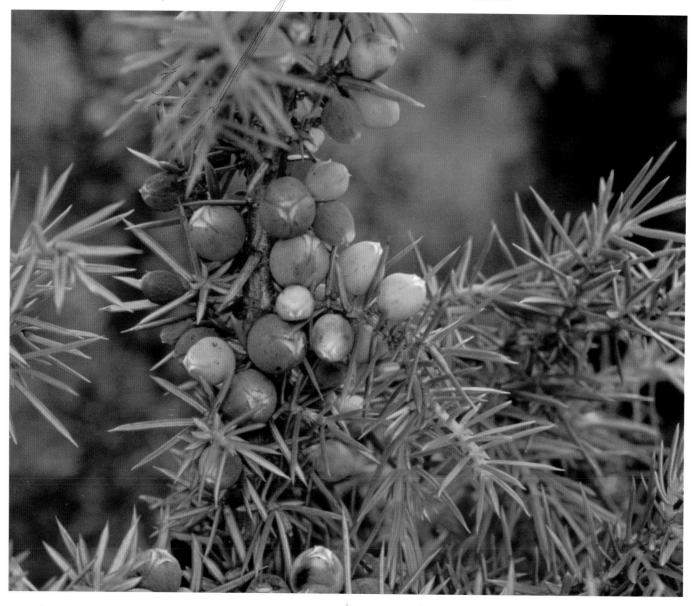

# ENELDO

## *Anethum graveolens*

### BOTÁNICA

Utilizado desde antiguo por sus propiedades inductoras al sueño, esta planta, de origen escandinavo de gran parecido con el hinojo, necesita mucho sol y crece en cualquier tipo de suelo. Si la plantamos en jardín deberemos guardar una distancia entre los brotes de 20 cm, ya que alcanzan una altura de al menos 60 centímetros.

No es una planta que soporte el trasplante, por lo que deberemos evitar cogerla silvestre y utilizar mejor las semillas.

### RECOLECCIÓN

Se recoge cuando la planta tiene flor y las semillas se tiñen de castaño. En ese momento corte los tallos floridos y póngalos a secar. La recolección se hace en la temporada más cálida,

cuando es rica en semillas y flores. Si la plantamos en primavera, lo más

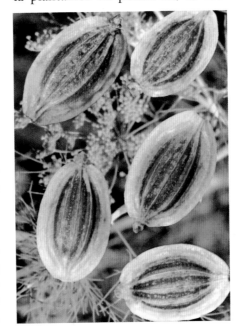

### COMPOSICIÓN

Aceite esencial, grasa y varios ácidos.

probable es que ese verano ya la tengamos crecida.

Se emplean los frutos.

### USOS MEDICINALES

Estimula la secreción de los jugos gástricos, combate la flatulencia y posee ligero efecto antiespasmódico.

### OTROS USOS

Se emplea en el tratamiento contra el hipo, estomatitis y vómito.

### TOXICIDAD

No se conoce.

# EQUINÁCEA

## *Echinacea angustifolia*

### BOTÁNICA

Se encuentra abundante en praderas húmedas de alta montaña.

### USOS MEDICINALES

Antibiótica y antitérmica.

Es un excelente antibiótico natural que estimula, además, el sistema de-

fensivo. Baja la fiebre, es antiinflamatorio y analgésico, pudiéndose emplear incluso en afecciones virales.

Externamente, conserva las mismas propiedades en gargarismos, heridas infectadas, quemaduras y como cicatrizante. Puede producir sudor y un

### COMPOSICIÓN

Resina, equinaceína, equinacósido y aceite esencial.

aumento de la saliva. Se puede emplear como preventivo de enfermedades infecciosas de invierno.

### OTROS USOS

Se le ha encontrado sinergia con el tomillo.

Parece que puede ayudar a aumentar la cantidad de glóbulos rojos en los pacientes con cáncer que están siendo radiados.

### TOXICIDAD

No tiene toxicidad.

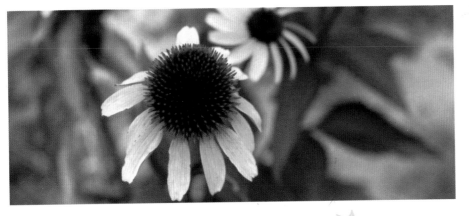

# ESPINO AMARILLO *Hippophaë rhamnoides*

## BOTÁNICA
También conocido como espino de mar, es un árbol pequeño de hoja caduca con una altura de hasta ocho metros. Sus ramitas contienen espinas y se le encuentra en suelos arenosos y a lo largo de las orillas de los ríos.

## RECOLECCIÓN
Las pequeñas flores bisexuales se abren en abril.
Los frutos naranjas permanecen en el árbol hasta pasada la primavera.
Se emplean los frutos.

## USOS MEDICINALES
Tiene propiedades astringentes y suavizantes de la mucosa intestinal. La riqueza, tan alta en vitamina C, lo hace idóneo para los casos en que se

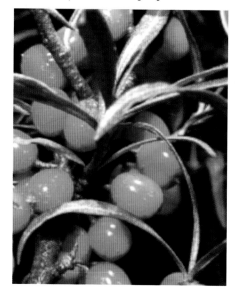

necesite un suplemento continuado de esta vitamina. Su pulpa, de sabor

### COMPOSICIÓN
Vitamina C.

poco agradable, necesita endulzarse con miel, empleándose como preventivo de las enfermedades invernales, como gripes y catarros, y la mayoría de las infecciones.

## OTROS USOS
También es eficaz para mantener la integridad de la pared vascular sanguínea, mejorar su permeabilidad y evitar las hemorragias por fragilidad.

## TOXICIDAD
No tiene toxicidad.

# ESPINO BLANCO *Crataegus oxycantha*

## BOTÁNICA
Arbusto que puede alcanzar incluso los seis metros de altura, muy ramificado y dotado de fuertes espinas. Las flores de color blanco se agrupan en pequeños corimbos y dan lugar al fruto, una avellana de color rojo, la cual está oculta en otro falso fruto ovalado. Normalmente se suele confundir con el

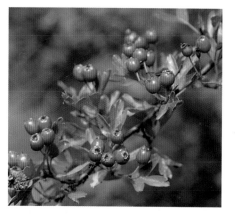

espino albar (*Crataegus monogynata*), también llamado majuelo, el cual puede llegar a vivir hasta 300 años.

## RECOLECCIÓN
Se recogen sus hojas en casi todo el año, antes de su floración, que es muy corta.
Se emplean las flores.

## USOS MEDICINALES
Hipotensor, cardiotónico, calmante y antiespasmódico. Es el remedio de elección en toda la patología cardiaca, en especial la insuficiencia. Regula la tensión arterial alta y baja, la tensión descompensada, corrige las taquicardias y palpitaciones, especialmente de origen nervioso. Mejora la arteriosclerosis, el exceso de colesterol y los espasmos vasculares. La corteza se empleaba contra la malaria. Su

### COMPOSICIÓN
Contiene purinas, colina, ácidos triterpénicos, crataególico, flavonoides, quercetol, ácido cafeico, antocianinas, histamina y vitamina C.

acción está más en la continuidad que en la dosis, ya que dosis más altas no tienen mejores efectos.

## OTROS USOS
Es una buena planta para elaborar deliciosos y útiles vinos medicinales. Con la madera se hacen útiles de torno y ebanistería.

## TOXICIDAD
No tiene toxicidad.

# ESPLIEGO

## *Lavandula latifolia*

### BOTÁNICA
Subarbusto anual de ramas sin hojas hasta la parte basal, con hojas de color verde claro que terminan en lanza, llegando a alcanzar el metro de altura. Las flores son violáceas y el fruto de color pardo oscuro. Crece espontáneamente en zonas de litoral y montaña y se puede cultivar fácilmente.

### RECOLECCIÓN
Se realiza en verano. Se emplean sus flores antes de abrirse, dejándolas a la sombra sin que la temperatura pase de 35º C.

### USOS MEDICINALES
Es ligeramente sedante, antiespasmódica, diurética e hipotensora. Se emplea para moderar la irritabilidad, la agresi-

vidad y también la neurastenia. Tiene efectos balsámicos y antisépticos en las afecciones del aparato respiratorio. También se emplea en hemicráneas, jaquecas. alergias, y para mejorar la digestión en personas que sufren de nervios.
Externamente, es muy eficaz para calmar dolores reumáticos, en las derma-

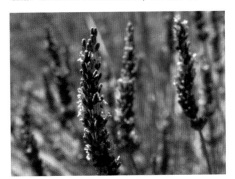

### COMPOSICIÓN
Linalol, cumarina, tanino, saponina, heterósidos y acetato de linalino.

tosis y para la alopecia. La infusión sirve para lavar heridas, llagas, quemaduras, y aliviar el dolor. Antes se le consideraba un buen remedio contra la blenorragia.

### OTROS USOS
El aceite de su esencia puede emplearse para neutralizar el veneno de las víboras, aunque no es un efecto contrastado.

### TOXICIDAD
No tiene toxicidad.

# ESTRAGÓN

## *Artemisia dracunculus*

### BOTÁNICA
Especie vivaz que se multiplica por raíz y división de matas, y que requiere un clima templado, tierra fértil, permeable y fresca, carente de arcilla. Alcanza una altura de 60 cm y gran anchura, aunque hay que renovarlas cada cuatro años. Necesita mucho sol y un terreno de buen drenaje; así lograremos una planta

enérgica, de gruesos espolones, que utilizaremos después para la reproducción. En invierno agradece una adecuada protección.

### RECOLECCIÓN
Se hace en primavera y verano, cada treinta días, cortando las ramas maduras cuando florece y separando después las hojas. Se secan en bastidores con fondo de tela mosquitera. Aunque las hojas carecen de olor, tienen un fuerte sabor, ligeramente amargo. Se emplean las hojas.

### USOS MEDICINALES
Básicamente, se la reconoce como una especie culinaria estimulante del apetito y de las funciones digestivas. Internamente, se administra en la anorexia, las digestiones lentas, la aerofagia, las infecciones intestinales, contra los parásitos intestinales y en las reglas dolorosas o irregulares.

### COMPOSICIÓN
Contiene felandreno, acimeno, herniarina, estragol y terpenos.

### OTROS USOS
Aplicado localmente, puede aliviar los dolores de muelas por su efecto anestésico, pero no tiene propiedades antibióticas. En estos casos se aplican las hojas machacadas directamente en la muela, aunque también se puede aplicar el extracto o la esencia empleando un algodón, aunque puede dar lugar a reacciones alérgicas en personas predispuestas.

### TOXICIDAD
No se le reconocen efectos en su aplicación externa.

# EUCALIPTO

## *Eucalyptus globulus*

### BOTÁNICA

Este árbol de grandes dimensiones, con tronco liso y recto, proporciona frutos en cápsula, en la cual se albergan las semillas. Procedente de Australia, es un árbol menospreciado y atacado por los ecologistas, los cuales le acusan de secar y empobrecer el terreno y destruir las especies autóctonas. Lo cierto es que es un árbol muy útil para el hombre, ya que su crecimiento es muy rápido, se aclimata a la mayoría de los lugares, es vigoroso y proporciona madera y esencias muy utilizadas.

### RECOLECCIÓN

Se pueden recoger hojas en cualquier época del año.
Se emplean las hojas y frutos.

### USOS MEDICINALES

Antiséptico, antifebril, balsámico e hipoglucemiante. Es un clásico remedio en los resfriados, las sinusitis y las afecciones pulmonares. Se ha empleado contra la malaria y las fiebres de origen respiratorio, e incluso contra las infecciones de orina por su efecto antiséptico. Es ligeramente estimulante, mejora la gripe y despeja

### COMPOSICIÓN

Contiene aceite esencial con eucaliptol, pineno, aldehídos, canfeno, cetonas, taninos, azuleno y flavona.

las vías respiratorias obstruidas. Posee un efecto moderado contra la diabetes y los parásitos intestinales.

### OTROS USOS

Externamente, se emplea como ambientador, para desinfectar los lugares cerrados, para realizar vahos y, en forma de pomada, para dar fricciones, absorbiéndose muy bien a través de la piel. Se puede emplear con éxito contra el paludismo y enfermedades febriles de vías respiratorias.

### TOXICIDAD

No tiene apenas toxicidad, pero en el uso de su esencia por vía interna han de respetarse las dosis escrupulosamente, porque puede producir trastornos.

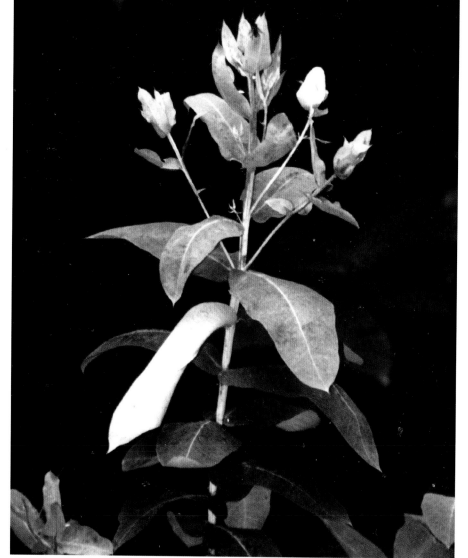

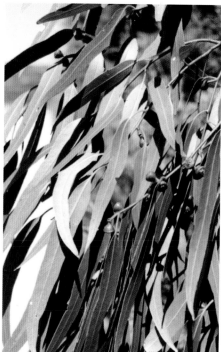

# EUFRASIA

## *Euphrasia officinalis*

### BOTÁNICA
Planta de 25 cm de altura perteneciente a las escrofulariáceas. Se encuentra en lugares soleados, cerca de matorrales, al borde de bosques y brezales. Se aferra a las hierbas por medio de filamentos absorbentes.
Tanto el tallo como las hojas están cubiertos de vello.

### RECOLECCIÓN
Florece de mayo hasta octubre.
Se emplean las flores.

### USOS MEDICINALES
Astringente y antiinflamatoria. Es la mejor planta medicinal para el lavado de ojos, más eficaz que la manzanilla.

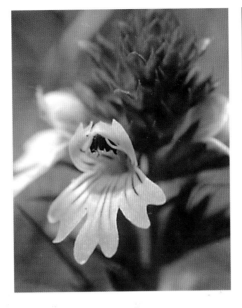

### COMPOSICIÓN
Tanino, aucubina, flavonoides, rinantina y alcaloides.

### OTROS USOS
También tiene efectos como descongestionante nasal y en las digestiones lentas. Se recomienda emplear solamente para lavados oculares. No es eficaz por vía interna para mejorar los problemas de los ojos.

### TOXICIDAD
Tiene toxicidad media por vía oral e inocua para lavados oculares.

# FRÁNGULA

## *Rhamnus frangula*

### BOTÁNICA
Conocida como arraclán, es un arbusto perteneciente a las ramnáceas. Alcanza los tres metros de altura, tiene el tronco recto con corteza blanda de color gris claro y hojas ovales de borde liso. Las flores son blancas o rosas.
Necesita almacenarse durante un año para que se desarrolle una acción enzimática que forme los glucósidos antraquinónicos.

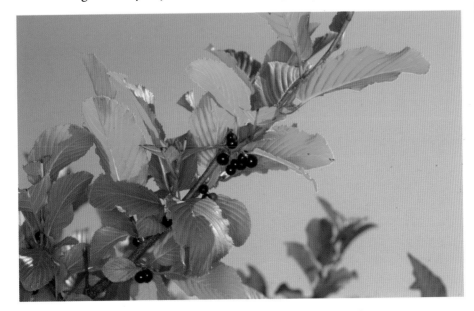

### COMPOSICIÓN
Compuestos antraquinónicos (emodol, crisofanol, frangulósidos A y B, frangularósidos, glucofrangularósidos).

### RECOLECCIÓN
Entre abril y junio, cuando la maduración es completa.
Se emplea la corteza.

### USOS MEDICINALES
Esencialmente es utilizada en el estreñimiento.

### OTROS USOS
También para provocar el vómito.

### TOXICIDAD
No se debe emplear más de cinco días seguidos.

# FRESNO

## *Fraxinus excelsior*

### BOTÁNICA

Perteneciente a la familia de las oleáceas, es un árbol que alcanza los 30 metros de altura. De tronco recto y liso, ramas densas y hojas pequeñas, se le encuentra en el norte de España en lugares frescos cerca de los ríos.

### RECOLECCIÓN

Los frutos maduran en otoño.
Se emplean la corteza de las ramas jóvenes y las hojas.

### USOS MEDICINALES

Es antiinflamatorio, diurético, astringente y antifebril. Se emplea en las afecciones reumáticas, tanto interna como externamente, en los traumatismos y en las disfunciones hepáticas. También posee efectos para disolver cálculos renales y para eliminar el

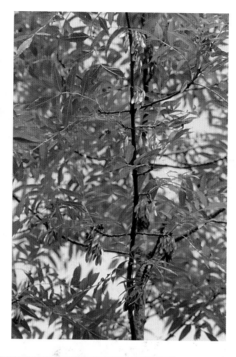

### COMPOSICIÓN

Quercetina, tanino, ácido málico, inositol, manitol, cumarina y flavonoides.

ácido úrico, aliviando la gota. Ayuda a controlar la obesidad, baja la fiebre, posee efectos tónicos y alivia las neuralgias.

### OTROS USOS

Antiguamente se empleaba como antídoto contra el veneno de las víboras. Con la madera de su tronco se fabrican palos para la práctica de diferentes deportes, como el béisbol y antes el tenis, mangos de herramientas, bastones, percheros, y en la prehistoria arcos.

### TOXICIDAD

No se conoce.

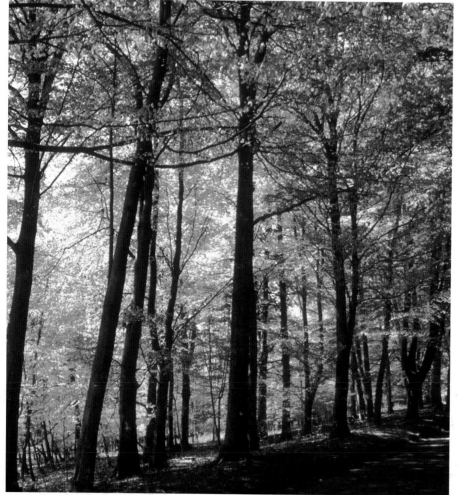

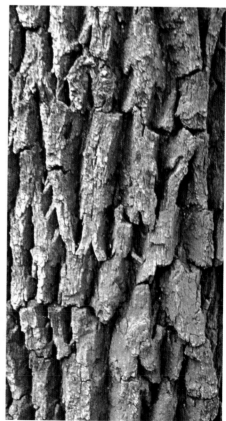

# FUMARIA *Fumaria officinalis*

### BOTÁNICA
Planta de 50 cm de alto perteneciente a las papaveráceas. Tiene un desagradable olor, flores purpúreas de corolas de cuatro pétalos, agrupadas en espigas terminales, en cuyo fruto hay una sola semilla.

### RECOLECCIÓN
Florece de enero a septiembre. Se emplean las flores.

### USOS MEDICINALES
Excelente antihistamínico y depurativo. Se emplea con éxito en la pato-

### COMPOSICIÓN
Flavonoides, alcaloides, ácido fumárico, fenólico, cafeico y clorogénico.

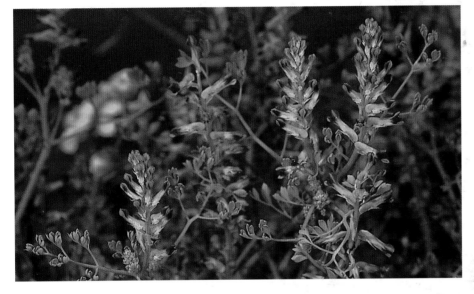

logía hepática, en las alergias, el reumatismo, los cálculos biliares y renales, y el asma.

### OTROS USOS
Como diurética, hepática y laxante. También se emplea para estimular la lactancia y como complemento en los tratamientos antidiabéticos. En cirugía plástica se aplica directamente para evitar cicatrices.

### TOXICIDAD
No tiene toxicidad.

# GATUÑA *Ononis spinosa*

### BOTÁNICA
También conocida como uña de gato. Se trata de un arbusto perteneciente a las leguminosas (papilonáceas), que alcanza los 70 cm de altura. De tallo pequeño y espinoso, tiene flores rojas o rosas reunidas en pequeños racimos.

### RECOLECCIÓN
Florece durante todo el verano. Se emplea la raíz.

### USOS MEDICINALES
Diurética y astringente. Se emplea en cistitis, litiasis renal, colelitiasis, falta de orina y reumatismos.
Utilizada para provocar sudor, facili-

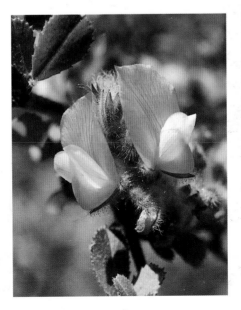

### COMPOSICIÓN
Espirosina, transanetol, onocerina, ononina, mentol y taninos.

ta la emisión de bilis y es astringente.

### OTROS USOS
Externamente se emplea para faringitis. No aplicar externamente en heridas.

### TOXICIDAD
No tiene toxicidad.

# GAYUBA

## *Arctostaphylos uva-ursi*

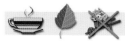 

### BOTÁNICA

Pequeño arbusto de las ericáceas, de ramas rectas o rastreras, muy flexibles y cubiertas de pelusilla.

### RECOLECCIÓN

Florece entre mayo y junio y en otoño maduran los frutos.
Se emplean las hojas.

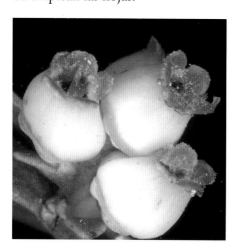

### USOS MEDICINALES

Es astringente, diurética, bactericida y cicatrizante.
Especialmente para infecciones e inflamaciones de las vías urinarias, sobre todo si la orina es alcalina. Aumenta la eliminación de orina de una manera suave, siendo muy eficaz para el tratamiento de la incontinencia urinaria. Elimina las arenillas de los riñones y alivia las prostatitis. Las dosis deben ser continuadas y durante pocos días, especialmente para aprovechar adecuadamente su efecto antibiótico.

### OTROS USOS

Externamente se emplea para lavar heridas y úlceras por decúbito. Tiene sinergia con la grama en las infecciones urinarias. Aplicada localmente, alivia la mastitis de las vacas. Se emplea para dar aroma al tabaco de pipa.

### COMPOSICIÓN

Pigmentos flavónicos, triterpenos, alantoína, uvaol, materias grasas, ceras y resinas. Taninos, glucósidos y arbutósido. Al eliminarse por vía renal, los glucósidos liberan hidroquinona y metilhidroquinona, ejerciendo así su efecto desinfectante.

### TOXICIDAD

Aunque no tiene toxicidad, no administrar durante el embarazo ni en presencia de nefritis. Su contenido en abundantes taninos puede irritar la mucosa gástrica en tratamientos prolongados.
Importante: puede colorear la orina, aunque este efecto no altera sus propiedades.

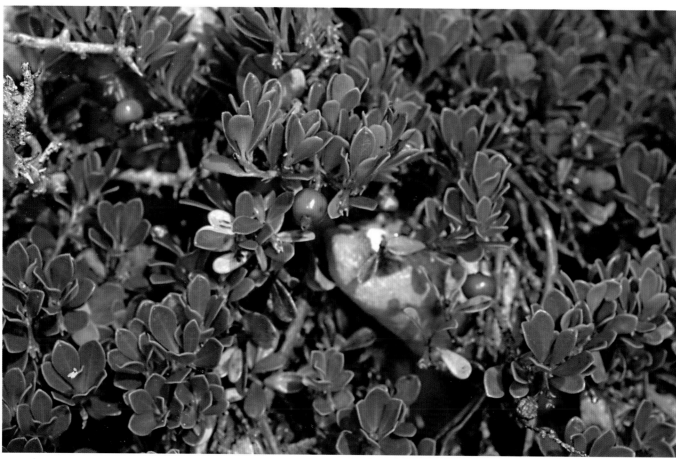

# GENCIANA

## *Gentiana lutea*

### BOTÁNICA
Crece espontánea en lugares altos de montaña o en valles nevados. Puede alcanzar el metro de altura con un tallo erguido y liso. Sus hojas son ovales, puntiagudas y con cinco nervios. Las flores amarillas se reúnen en las axilas de las hojas más altas y el cáliz está dividido en cinco pequeños dientes.
Pertenece a la familia de las gencianáceas.

### RECOLECCIÓN
Se pueden recoger hojas en cualquier época del año.
Se emplean las raíces.

### USOS MEDICINALES
Tiene buena reputación como aperitivo, empleándose por este motivo en la fabricación de licores. Se emplea con éxito en la anorexia rebelde y para favorecer la digestión. Es tónico general y ayuda a bajar la fiebre. Estimula la función biliar, ayuda a engordar y a

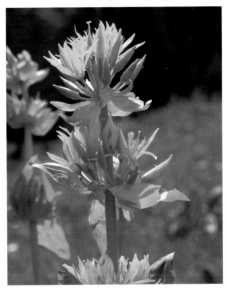

### COMPOSICIÓN
Genciana, genciopicrina, azúcares, tanino, lípidos y pectina.

formar sangre nueva, es antiinflamatoria, ligeramente hemostática, y aumenta la formación de glóbulos blancos. Es planta muy amarga.

### OTROS USOS
Tiene sinergia con la alcachofa. Es eficaz contra la malaria.

### TOXICIDAD
Su grado de toxicidad es bajo. A dosis altas puede producir vómito. No administrar a mujeres lactantes, puesto que el sabor puede pasar a la leche.

# GERANIO

## *Pelargonium graveolens*

### BOTÁNICA
El geranio forma arbustos de veinte a cuarenta centímetros con hojas dentadas de color verde. Sus flores habitualmente son rosas que brotan en verano y necesitan un suelo bien drenado algo fértil. En condiciones favorables pueden crecer muy rápido y dar una gran fragancia.

### RECOLECCIÓN
Se multiplican por esquejes, los cuales se toman de las plantas a finales del verano. No debe trasplantarse al exterior si hay riesgo de heladas, y si es así es mejor ponerlas en tiestos protegidos del frío. Los esquejes agradecen una tierra arenosa, pero no hay que obtenerlos dejando los tallos demasiado cortos. Se emplean las hojas y flores.

### USOS MEDICINALES
Se le reconocen acciones como hemostático, cicatrizante, antiséptico, hipoglucemiante y anticanceroso general. Para la limpieza de la piel, antitumoral, obesidad, reafirmación del busto, ansiedad y debilidad.

### COMPOSICIÓN
Contiene alcohol de feniletil, citronella, geraniol, linalol y terpinol.

Internamente es un moderado antidiabético, controla la tendencia a las hemorragias y las úlceras, así como tiene algunas acciones contra la esterilidad y la astenia.

### OTROS USOS
En uso externo es un buen ahuyentador de las avispas, mejora las varices y sabañones, así como alivia el herpes, las úlceras por decúbito y las aftas bucales.

### TOXICIDAD
No se conoce.

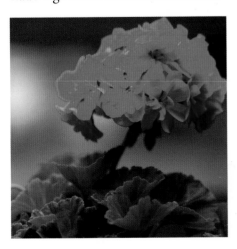

# GINKGO

## *Ginkgo biloba*

### BOTÁNICA

Se trata del único ejemplar de la familia de las ginkgoáceas. Se le reconocen ejemplares en el Terciario y se le considera un fósil viviente único. Original de China y Japón, en donde era un árbol sagrado que adornaba palacios y templos, ahora está extendido por toda Europa. Tiene un diámetro de dos metros y alcanza los treinta metros de altura.

### RECOLECCIÓN

Las hojas cambian de color antes de su caída en otoño. Sus frutos despiden un olor desagradable cuando caen al suelo.
Se emplean las hojas.

### COMPOSICIÓN

Antocianinas, flavonoides y ginkgólidos.

### USOS MEDICINALES

Excelente venotónico en varices y hemorroides. Mejora la circulación cerebral, la insuficiencia circulatoria y la fragilidad capilar.

### OTROS USOS

Eficaz afrodisíaco por un aumento del volumen sanguíneo en los cuerpos cavernosos del pene.

### TOXICIDAD

No tiene toxicidad.

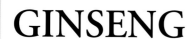

# GINSENG

## *Panax quinquefolium*

### BOTÁNICA

Planta aromática de la familia de las araliáceas de flores amarillas y frutos rojos. La raíz adopta formas caprichosas que se parecen a cuerpos humanos.

### RECOLECCIÓN

Se emplea la raíz de seis años.

### USOS MEDICINALES

Estimulante nervioso, hormonal y muscular, así como hipoglucemiante ligero, antiespasmódico y afrodisíaco. Es la planta medicinal más utilizada en todo el mundo y de la que todavía no conocemos todas sus propiedades. Se emplea con éxito en los decaimientos, agotamiento nervioso, estrés, fatiga intelectual, mala memoria y riego sanguíneo cerebral disminuido. También para corregir los problemas nerviosos y hormonales de la menopausia, para aumentar las defensas inespecíficas, en la disminución prematura de la potencia sexual, como

### COMPOSICIÓN

Ginsenósidos, panaxósidos, estrógenos y las vitaminas C y B.

regulador de la presión sanguínea y en las diabetes no estabilizadas.

### OTROS USOS

No se recomiendan dosis diarias superiores a los dos gramos, aunque se han logrado resultados óptimos en casos de insomnio empleando cinco gramos/día.
En el mercado se encuentran preparados adulterados con azúcar y raíces de menos de seis años.

### TOXICIDAD

A pesar de que no tiene toxicidad, no hay que sobrepasar la dosis de dos gramos diarios.

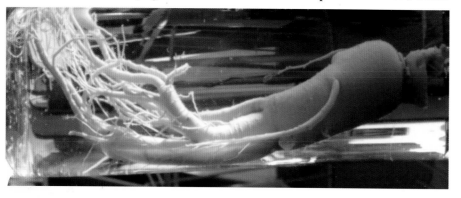

# GIRASOL

## *Helianthus annuus*

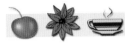

### BOTÁNICA

Planta herbácea de gran tamaño y tallo recto, que se cultiva como planta oleaginosa y forrajera en todo el mundo, aunque originariamente es de Estados Unidos. La parte inferior del tallo se cubre de grandes hojas y posteriormente se forma en su extremo una cabezuela compuesta de lígulas amarillas y de flores tubulares de color marrón.

### RECOLECCIÓN

Cuando las semillas están maduras hay que quitarle la cabeza y obtener las pipas frotando suavemente con la mano. De cada planta podremos obtener medio kilo de semillas.

### USOS MEDICINALES

Combate la fiebre de cualquier origen, baja el colesterol y elimina los parásitos intestinales. Se emplea como alimento ocasional, aunque no por ello sus semillas dejan de tener impor-

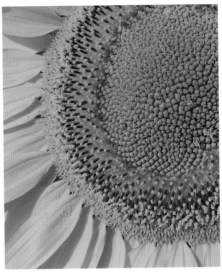

tantes efectos terapéuticos, especialmente para bajar las cifras altas de colesterol gracias a su gran cantidad de ácidos grasos esenciales. Las hojas y flores en infusión bajan la fiebre en las enfermedades de vías respiratorias y en la malaria, y disgregan las concentraciones de pus. Calman la tos, son

### COMPOSICIÓN

Fitosterina, quercetina, betaína, colina, antocianos, fósforo y calcio en las flores.
Ácido linoleico, oleico, palmítico, esteárico, lecitina y ácido cafeico en las semillas.

antiinflamatorias, diuréticas y en uso externo se puede emplear su aceite para casos de reumatismo, esguinces y torceduras.

### OTROS USOS

Sus cabezuelas pueden contener más de mil semillas, con las cuales, tostándose, se puede elaborar un excelente café y chocolate. También se utiliza en la elaboración de aceite de girasol.

### TOXICIDAD

No tiene toxicidad.

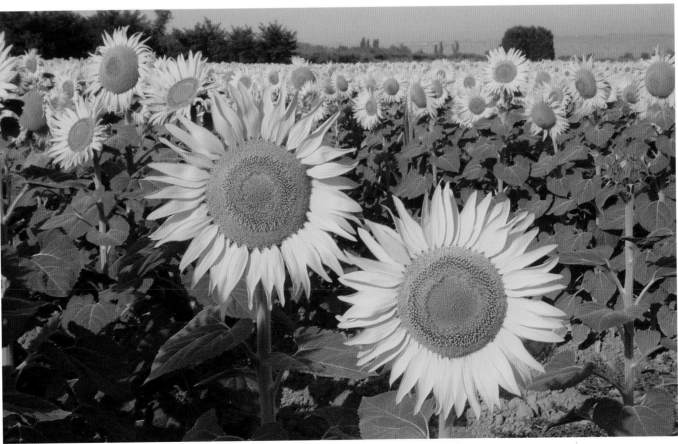

# GORDOLOBO

## *Verbascum thapsus*

### BOTÁNICA
Planta de la familia de las escrofulariá-ceas, de tallo erecto de más de un metro de altura. Las hojas son verde amarillento, largas y grandes, y las flores amarillas. Toda la planta está cubierta de una pelusilla viscosa.

### RECOLECCIÓN
Durante el verano.
Las flores hay que guardarlas en frascos perfectamente tapados y opacos.

### USOS MEDICINALES
Balsámico, emoliente y expectorante. Se emplea preferentemente en las afecciones pulmonares, en amigdalitis y faringitis.
Mejora el asma y las diarreas. Las in-

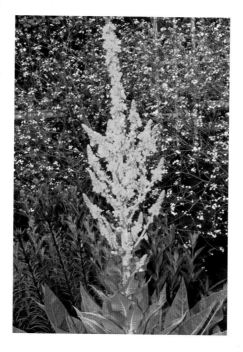

### COMPOSICIÓN
Taninos, glucósidos, saponinas, mucílagos, carotenos, flavonoides y harpagósido.

fusiones deben colarse con una tela debido a la abundancia de pelillos que resultan irritantes en la garganta.

### OTROS USOS
Externamente se emplea en dermatosis, prurito, escoceduras, hemorroides y neuralgias.

### TOXICIDAD
No tiene toxicidad.

# GRAMA

## *Cynodon dactylon*

### BOTÁNICA
Planta de la familia de las gramíneas, crece en lugares incultos y en las proximidades de sitios húmedos. De sus rizomas rastreros salen tallos verticales de 30 cm de altura rematados en unas espigillas radiales de color purpúreo.

### RECOLECCIÓN
Floración entre mayo y agosto.
Se emplea el rizoma seco o fresco

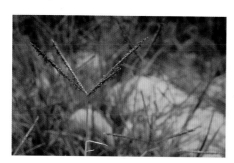

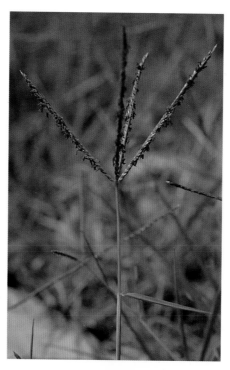 

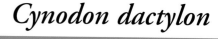

### COMPOSICIÓN
Contiene féculas, azucares, minerales y cinodina.

### USOS MEDICINALES
Diurética. Es un buen remedio para las infecciones urinarias. Aumenta la cantidad de orina, calma los dolores en la cistitis y ayuda a eliminar los cálculos renales. Mejora, por tanto, la gota y el reumatismo.

### OTROS USOS
Se le han encontrado efectos positivos en las hepatopatías. Tiene sinergia con la gayuba.

### TOXICIDAD
No tiene toxicidad.

# GRINDELIA *Grindelia robusta*

### BOTÁNICA
Subarbusto perenne que mide cerca de un metro y tiene hojas dentadas, rígidas, triangulares y terminadas en punta. Las flores tienen la cabezuela amarilla, con brácteas en varias capas. Se encuentra preferentemente en América, en lugares áridos o con sal. Pertenece a la familia de las compuestas.

### RECOLECCIÓN
Se emplean las sumidades floridas.

### USOS MEDICINALES
Bactericida, antiespasmódica, balsámica y antitusígena. Es un excelente remedio en las afecciones bronquiales, enfisema, asma y tos irritativa, además de ser un excelente tónico vascular poco utilizado. Refuerza la fragilidad capilar, mejora la permeabilidad, y la esencia tiene

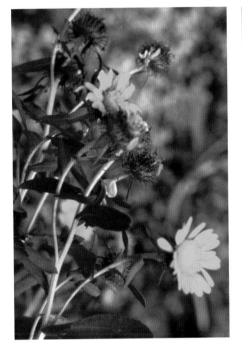

### COMPOSICIÓN
Cumarinas, saponinas, ácidos fenólicos, resina, flavonoides, borneol y taninos.

un fuerte poder bactericida en la patología bronquial.

### OTROS USOS
Externamente, se puede emplear para la piel irritada. Tiene sinergia con la drosera en afecciones que cursen con tos y disnea.

### TOXICIDAD
No tiene toxicidad. Su uso continuado produce bradicardia, disminución de las pulsaciones.

# GROSELLERO NEGRO *Ribes nigrum*

### BOTÁNICA
Arbusto perteneciente a las saxifragáceas, que crece en lugares húmedos y elevados. Su tallo es erecto, con hojas grandes con la cara inferior cubierta de vesículas amarillas. Los frutos son bayas negras, moteadas de amarillo, agrupados en racimos.

### RECOLECCIÓN
En abril y mayo las flores, y al final del verano los frutos.
Se emplean los frutos y las hojas.

### USOS MEDICINALES
Las hojas y los brotes son diuréticos, y los frutos, venotónicos. Se emplea como antiséptico de las vías respiratorias y como antiinflamatorio. Es estimulante de las suprarrenales, antialérgico eficaz, mejora la agudeza

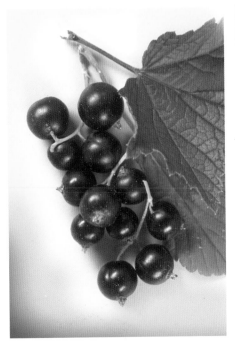

### COMPOSICIÓN
Pectina, mucílagos, vitaminas A, B1, B2 y C, sales minerales. También ácidos málico, cítrico y succínico.

visual y mantiene la pared venosa en buen estado. Vitamínico y nutritivo, es buen antirreumático y diurético suave.

### OTROS USOS
Es un buen remedio para emplear en homeopatía.

### TOXICIDAD
No tiene toxicidad.

# HELECHO MACHO *Dryopteris filix-mas*

### BOTÁNICA

Crece en bosques de forma desordenada hasta una altura de casi un metro. La reproducción se realiza mediante pequeñas vesículas situadas en el envés de las frondas.

Pertenece a la familia de las polipodiáceas.

El rizoma recolectado junto con sus hojas se limpia profundamente y se le despoja entonces de sus partes verdes y sus raíces, poniéndolo a secar a la sombra a 35º.

Poco a poco se va oscureciendo y es cuando se le extraen los principios medicinales que se emplean en uso externo en humanos, y en veterinaria en uso interno para eliminar gusanos intestinales.

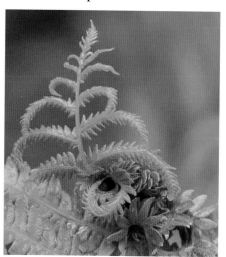

### RECOLECCIÓN

Se recolecta en mayo.

Se emplea el rizoma antes de su desarrollo total.

### COMPOSICIÓN

Aspidinol, aspidina, filicina y ácido flavaspídico.

### USOS MEDICINALES

Antihelmíntico.

### OTROS USOS

Se pueden elaborar confortables cojines y almohadas con las frondas.

### TOXICIDAD

Su grado de toxicidad es medio. No emplear en embarazadas ni en cardiopatías.

# HELENIO *Inula helenium*

### BOTÁNICA

Suele estar presente en los jardines, mezclado con arbustos que le protegen y rodeado de hierba. De bella presencia y de 8 a 12 dm de altura, esta planta da flores similares a las margaritas, aunque de un diámetro de 7,5 cm. Agradece un suelo húmedo, pero no encharcado, y un lugar soleado.

### RECOLECCIÓN

El trasplante se hace en primavera, bien sea utilizando semillas o por división, y conviene regarlo en tiempo seco. Tarda tres años en desarrollarse plenamente. Se emplean las raíces.

### USOS MEDICINALES

Estomacal y antitusígena. Tiene efectos benéficos en infecciones de vías respiratorias. También mejora las funciones biliares, es diurética, ligeramente hipotensora y elimina parásitos intestinales.

### OTROS USOS

Externamente se emplea para calmar el picor de piel, eliminar hongos y para lavar heridas y úlceras.

### TOXICIDAD

No tiene toxicidad.

### COMPOSICIÓN

Azuleno, inulina, helenina, mucílagos y fructosanos.

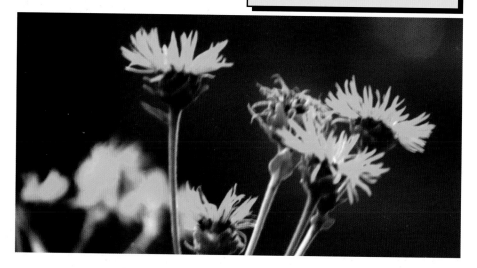

# HEPÁTICA

## *Hepatica nobilis*

### BOTÁNICA
Planta herbácea de las ranunculáceas, de rizoma escamoso y flores azules. Se encuentra en bosques y matorrales de zonas húmedas y templadas.

### RECOLECCIÓN
Las hojas se recogen en abril y junio, y las flores en marzo y abril. Se emplean las hojas.

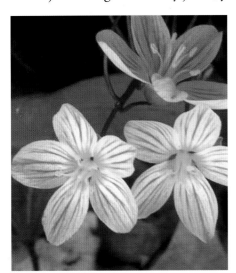

### USOS MEDICINALES
Mejora levemente las hepatopatías. Es diurética, vulneraria y antiinflamatoria.

Empleada antiguamente con éxito para tratar las enfermedades hepáticas, actualmente se la utiliza muy poco a causa de lo delicado de su dosificación. Descongestiona el bazo. Alivia los cólicos hepáticos y biliares y en homeopatía se emplea para bronquitis.

### OTROS USOS
Externamente se emplea la pulpa para eliminar la acumulación de líquidos en las extremidades y abdomen, aunque no hay que aplicarla directamente sino a través de un paño.

Friendo las hojas con aceite, se puede utilizar para lavar heridas. Hay que utilizar las hojas totalmente secas, ya

### COMPOSICIÓN
Contiene hepatrilobina y protoanemonina, mientras que las raíces son ricas en saponina y emulsina. También contiene anemonol, que se transforma en anemonina cuando se seca.

que, cuando aún están frescas, poseen efectos tóxicos. La dosis en infusión debe ser muy pequeña.

No obstante, la planta pulverizada hay quien la utiliza para curar hernias intestinales mediante la toma de la hoja seca pulverizada.

### TOXICIDAD
Su toxicidad es media, especialmente la planta fresca.

Utilizarla solamente seca salvo en problemas de piel.

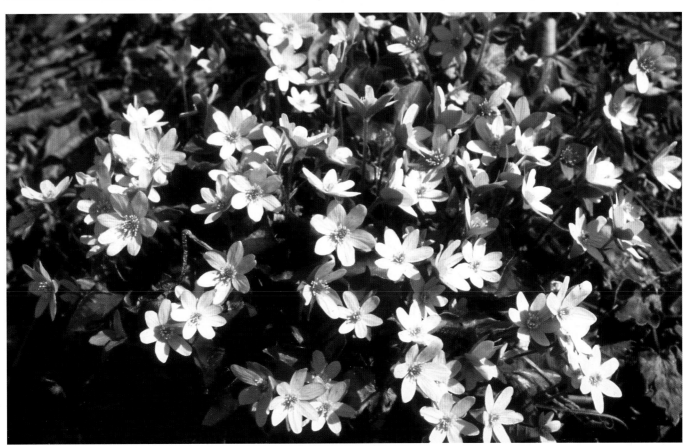

# HIEDRA

*Hedera helix*

### BOTÁNICA

Arbusto sarmentoso de las araliáceas, siempre verde, que crece en muros y se afianza a los troncos de los árboles.
Las bayas son venenosas.

### USOS MEDICINALES

Expectorante, antiespasmódica y vasoconstrictora. Solamente para uso externo en varices, cicatrización de heridas, neuralgias y celulitis.

### RECOLECCIÓN

De hoja perenne. Se emplean las hojas.

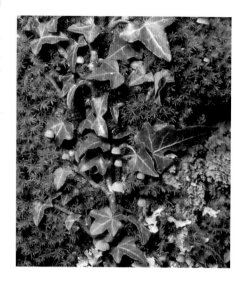

### COMPOSICIÓN

Tanino, foliculina, flavonoides, rutina, lactonas, inositol y sales.

### OTROS USOS

Externamente tiñe el cabello y los tejidos de negro.

### TOXICIDAD

De toxicidad media, especialmente las bayas son abortivas.

# HIERBA DE SAN ROBERTO

*Geranium robertianum*

### BOTÁNICA

Se trata de una geraniácea de tallo velloso, ramificado, con flores violáceas. Crece en los matorrales a lo largo de cercas y despide un mal olor.
No confundir con la cicuta roja.

### RECOLECCIÓN

Floración entre mayo y septiembre. Se emplea su tallo con flores.

### USOS MEDICINALES

Es astringente, antihemorrágica y antiinflamatoria. Es adecuada para las menstruaciones abundantes y las metrorragias, así como en las hemorragias digestivas.
Localmente se usa para enjuagues de boca en aftas, encías sangrantes y estomatitis. También para lavado de heridas sangrantes, contusiones, y para mejorar la cicatrización de las llagas varicosas o por decúbito. Regenera la sangre.

### OTROS USOS

Externamente es eficaz para afeccio-

nes oftálmicas, como blefaritis y conjuntivitis; también en amigdalitis, eccemas y neuralgias faciales.

### TOXICIDAD

No tiene toxicidad. No tocar el jugo fresco.

### COMPOSICIÓN

Linalol, terpeneol, geraniol y citronelal. Resina, taninos y geranina.

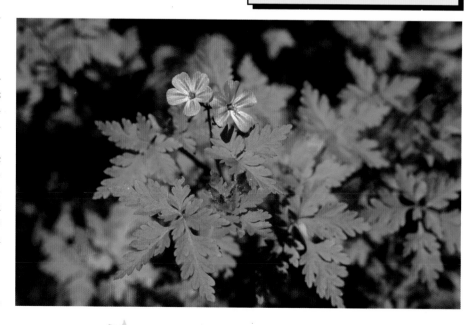

# HIERBA LUISA
## *Lippia citriodora*

**BOTÁNICA**
Pertenece a las verbenáceas y puede alcanzar los 60 cm de altura. De hojas lanceoladas y flores agrupadas en espiga, tiene un agradable olor a limón.

**RECOLECCIÓN**
Se recolectan las flores en primavera. Se emplean las hojas secadas a la sombra.

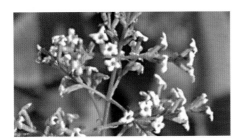

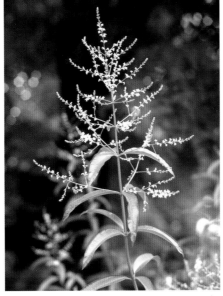

### COMPOSICIÓN
Limoneno, terpineol, citral, linalol, cineol y cariofileno.

**USOS MEDICINALES**
Espasmos gástricos, gastritis, dispepsias, gases intestinales, vómitos, úlceras duodenales, jaquecas y dismenorreas.

**OTROS USOS**
Se aplica localmente en los dientes doloridos.

**TOXICIDAD**
No tiene toxicidad.

# HIGUERA
## *Ficus carica*

**BOTÁNICA**
Árbol presente en los países mediterráneos desde hace siglos, proporciona un fruto muy carnoso, de piel blanda y lleno de semillas.

**RECOLECCIÓN**
Se recolecta el fruto maduro en septiembre y se puede almacenar seis meses más, colgado o extendido.

**USOS MEDICINALES**
Laxante, energético y bronquial. Muy eficaz cocido con leche o vino para suavizar la mucosidad, facilitando, además, su expectoración. Su gran aporte calórico contribuye al rápido restablecimiento de las enfermedades broncopulmonares y sus mucílagos suavizan todas las mucosidades.
Eficaz también en laringitis, faringitis, estreñimiento e irritaciones gástricas.

**OTROS USOS**
Externamente se emplea el látex contra las verrugas, para ablandar la carne y para calmar la desazón de la picadura de los insectos.
Las hojas tiñen de negro los cabellos, aunque hay que aplicarlo con moderación, pues estropea el pelo con el uso.

**TOXICIDAD**
No tiene toxicidad.

### COMPOSICIÓN
Hierro, calcio, manganeso, bromo, azúcares, proteínas y vitaminas. El látex contiene diastasa, amilasa y proteasa.

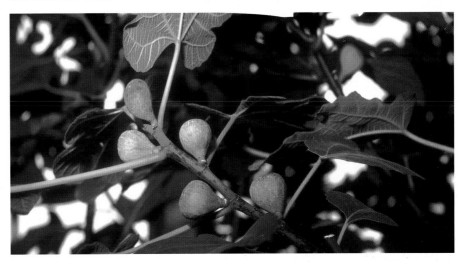

# HINOJO

*Foeniculum vulgare*

### BOTÁNICA
Planta perenne de hasta 14 dm de altura, con largas hojas basales divididas en filamentos; sus tallos son resistentes al viento, coronados por diminutas flores amarillas. Se consume también como hortaliza, crudo o cocido. Si las plantamos en macetas, será mejor tenerlas en un lugar protegido, pero donde les dé el sol, cardando los frutos y secándolos a la sombra.

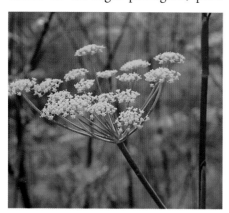

### RECOLECCIÓN
Aparte de necesitar sol, no requiere más cuidados, adaptándose a cualquier terreno. Dura unos cinco años, su riqueza en semillas es tal que no hay problema de agotarla. Éstas se siembran a una distancia de 40 cm a poca profundidad.

### USOS MEDICINALES
Es carminativo, emenagogo, expectorante y antiespasmódico. Sus semillas machacadas se emplean ampliamente para sazonar platos y facilitar su digestión. También para corregir los gases intestinales, evitar los espasmos y como aperitivo. Posee propiedades importantes como expectorante y mucolítico, a fin de estimular la menstruación y aumentar la diuresis.

### COMPOSICIÓN
Cumarinas, umbeliferona y bergapteno en la raíz.
Glúcidos, lípidos, prótidos, cumarinas y esencia en los frutos.
Flavonoides y esencia en las hojas.

### OTROS USOS
Su efecto como estimulante del sistema nervioso es alto, por lo que hay que emplearlo con mesura en niños.

### TOXICIDAD
No tiene toxicidad, pero su esencia no debe emplearse en niños. No emplear en animales guardianes; les vuelve miedosos.

# HIPÉRICO

*Hypericum perforatum*

### BOTÁNICA
Se conoce también como corazoncillo o hierba de San Juan. Se trata de un arbusto de la familia de las gutíferas, de tronco rígido y ramificado de hasta 80 cm de altura. Las hojas, dispuestas dos a dos, están punteadas de manchitas que se ven al trasluz. Las flores son amarillas, con cinco pétalos que simulan una estrella.

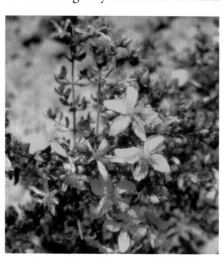

### RECOLECCIÓN
Se recolecta al terminar la floración en el verano. Se emplean las flores y las hojas.

### USOS MEDICINALES
Sedante, astringente y vulnerario. Es el mejor antidepresivo natural que existe, sin que tenga efecto excitante. Corrige la ansiedad, las taquicardias y las neurosis. Mejora las funciones biliares, las varices y las neuralgias.

### OTROS USOS
Externamente, es un remedio natural

### COMPOSICIÓN
Contiene hipericina, hiperósido, rutina, aceite esencial, tanino, flavonoides y quercetol.

contra las quemaduras, las heridas, contusiones y llagas.
Con las flores se prepara un delicioso vino medicinal para combatir los decaimientos.

### TOXICIDAD
Su grado de toxicidad es bajo, aunque puede ser fotosensible.
No se debe tomar el sol cuando se está empleando el hipérico, tanto por vía interna como externa.

# HISOPO

## *Hyssopus officinalis*

### BOTÁNICA
Subarbusto de hojas de fuerte aroma que se abren en espigas de 40 cm de longitud, con flores de color azul, rosa o blancas. Se puede sembrar mediante semilla o por división en primavera, aunque los esquejes agarran mejor en verano. Es necesario un suelo bien drenado, pero se adaptan a suelos pobres arenosos o alcalinos.

Necesita un lugar soleado y la poda se hace en primavera a cinco centímetros del suelo.

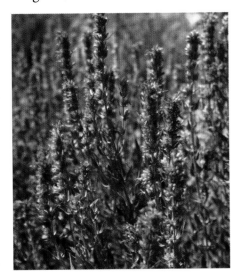

### RECOLECCIÓN
Se emplean las flores y hojas secadas rápidamente.

### USOS MEDICINALES
Es antiséptico, balsámico, emenagogo. La esencia es uno de los remedios más rápidos para cortar las crisis alérgicas. Mejora el asma, las bronquitis, la tos y la gripe.

### COMPOSICIÓN
Contiene un aceite esencial con tuyona, marrubiína, ácido cafeico, clorogénico, rosmarínico, flavonoides, fitosterol, triterpenos y colina.

### OTROS USOS
En infusión es útil para las digestiones lentas, los gases y la falta de apetito.

### TOXICIDAD
Su toxicidad es baja. No administrar en mujeres embarazadas, ni en individuos epilépticos o de estado nervioso.

# JUDÍA

## *Phaseolus vulgaris*

### BOTÁNICA
Introducida en Europa en el siglo XVI, tiene forma cilíndrica y en ocasiones plana, pudiéndose desarrollar recta o ligeramente enrollada. Esta planta anual apenas llega a superar los 50 cm de altura, salvo que logre trepar, circunstancia ésta que es la más adecuada para la recolección escalonada.

### RECOLECCIÓN
Se siembra en primavera y se puede recolectar tres meses después.
Se emplean las vainas.

### USOS MEDICINALES
Es diurética, enérgica e hipoglucemiante. Se emplea en casos de celulitis, retención urinaria y presencia de albúmina en la orina. Como depurativo en enfermedades de piel y reumáticas. En las diabetes leves o que no requieran insulina. Es ligeramente hipotensora.

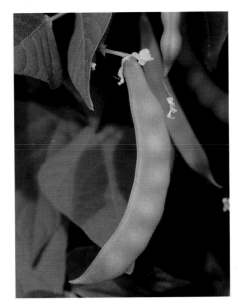

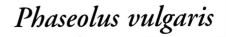

### COMPOSICIÓN
Azúcares, tirosina, alantoína, inositol, arginina.

### OTROS USOS
Tiene sinergia con los estigmas de maíz en la celulitis.

### TOXICIDAD
No tiene toxicidad.

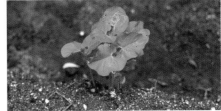

# LAUREL

*Laurus nobilis*

### BOTÁNICA

Aunque su uso ha sido desplazado casi exclusivamente a la cocina, como especia, también posee interesantes cualidades medicinales.

En la época de la dominación romana se usaba para destacar la cabeza de los triunfadores y los poetas, constituyendo un galardón más preciado que los trofeos materiales. Su reproducción puede hacerse mediante esquejes, aunque obtendremos beneficios más inmediatos si compramos un arbolito pequeño.

### RECOLECCIÓN

Se recolecta en verano.

Se emplean sus hojas, que se secan con facilidad y se conservan muchos meses.

### USOS MEDICINALES

De uso preferentemente culinario, se le considera una planta antiespas-

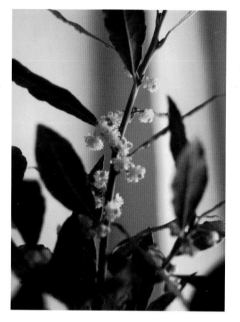

módica y digestiva, con ligero poder analgésico. Es sedante de la tos, calma los dolores gástricos y los vómitos de origen digestivo. Regula las

### COMPOSICIÓN

Eugenol, cineol y taninos en las hojas.

Cineol, linalol, geraniol, ácido linoleico, palmítico y oleico en los frutos.

palpitaciones cardiacas y suaviza las crisis asmáticas.

### OTROS USOS

Externamente, es eficaz para anular el sudor excesivo de los pies, en las dermatosis y los picores de piel.

### TOXICIDAD

La variedad laurel cerezo es sumamente tóxica y no debe ser empleado por su contenido en ácido cianhídrico, salvo por un especialista.

# LEVÍSTICO

*Levisticum officinale*

### BOTÁNICA

También se conoce como apio silvestre. Se cultiva en huertos de zonas altas de montaña.

### RECOLECCIÓN

La raíz se recoge en otoño, las hojas en verano y las semillas cuando han madurado los frutos. Se emplean las raíces y algo menos las hojas.

### USOS MEDICINALES

Diurético enérgico de acción rápida, aunque con un ligero efecto irritante en la vejiga. Para estimular la diuresis en la insuficiencia renal, la prostatitis y los edemas cardíacos. También, y al igual que el apio, posee un ligero efecto afrodisíaco en el varón y es un buen

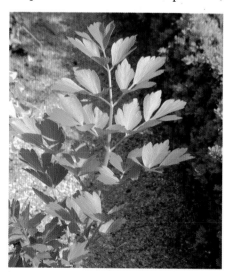

emenagogo para la mujer. También se emplea como carminativo, para cal-

### COMPOSICIÓN

Goma, terpenos, terpinol, azúcar, resina y taninos.

mar la tos, eliminar la aerofagia y como depurativo.

### OTROS USOS

Aunque pertenece a la familia del apio, su sabor mucho más fuerte no le hace aconsejable para sustituirle, salvo empleado en dosis pequeñas, como una especia.

### TOXICIDAD

No tiene toxicidad.

# LIMONERO

## *Citrus limonum*

### BOTÁNICA
De pequeño tamaño, este arbusto puede alcanzar no obstante los cinco metros de altura.

De tronco corto, hojas de color verde ricas en esencia y flores rosadas, proporciona un fruto característico en cuyo interior se encuentran las semillas.

### RECOLECCIÓN
Los frutos maduran de octubre a enero.

### USOS MEDICINALES
Tiene interesantes propiedades como bactericida, regulador de la acidez estomacal, hipotensor, tónico cardíaco, astringente y hemostático.

### COMPOSICIÓN
Limoneno, citral, pineno, canfeno, citrofenal, acetato de geranilo, alcanfor de limón y otros.

Antidiarreico, amigdalitis, mejora la memoria, combate la obesidad, mejora la fragilidad capilar, es antiarrugas. Externamente blanquea los dientes, cura las aftas bucales, evita las amigdalitis por su acción bactericida local, quita la grasa cutánea, alivia las mordeduras de animales y las picaduras de insectos, así como tiene un fuerte poder desinfectante local para tratar heridas y conjuntivitis bacterianas. Internamente y mezclado con aceite de oliva es un buen colagogo, elimina la acidez de estómago por su efecto generador de álcalis, mejora la absorción del hierro y calcio, refuerza los capilares, combate el envejecimiento prematuro y la astenia, previene la gripe y las enfermedades infecciosas invernales, combate la malaria y la hiperviscosidad sanguínea, así como las enfermedades pulmonares crónicas.

### OTROS USOS
La esencia se extrae de la corteza del fruto, aunque con las flores se obtiene otra aún más cotizada en perfumería. La corteza también se emplea mucho en pastelería. Para extraer un kilo de esencia se hacen necesarios 3.000 limones y para ello se utilizan los frutos aún verdes.

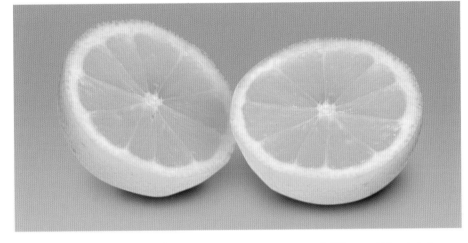

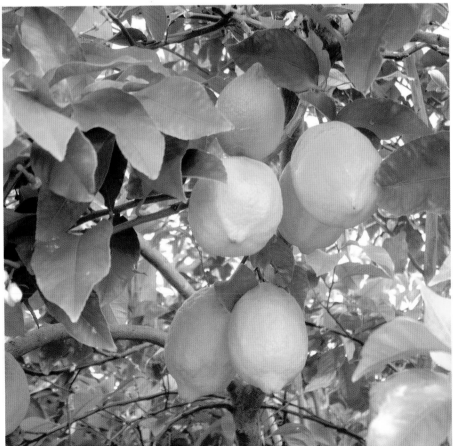

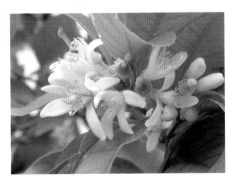

# LINO

## *Linum usitatissimum*

### BOTÁNICA

Planta silvestre de las lináceas que alcanza el metro de altura. Se encuentra en lugares frescos y sombríos en zonas montañosas.

### RECOLECCIÓN

Después de la floración.
Se emplean las semillas.

### USOS MEDICINALES

Sus semillas son esencialmente laxantes y emolientes. Es de destacar la gran cantidad de ácidos grasos poliinsaturados que contiene. Su utilidad más extendida es como laxante, de efecto suave y no irritante, aunque se manifiesta poco a poco, pero tiene un efecto más eficaz que cualquier planta medicinal. También es útil para inflamaciones de vías respiratorias, digestivas y urinarias, y para hacer gargarismos. Mejora las úlceras pépticas, alivia las hemorroides y es el remedio ideal para el estreñimiento de niños y embarazadas.

Externamente, se aprovechan sus cualidades emolientes para el tratamiento de las enfermedades de la piel que cursan con inflamación, como el herpes y el eccema, así como para las inflamaciones por contusión.

### OTROS USOS

Cuando empleemos harina para cataplasmas hay que procurar que sea fresca, ya que se enrancia con facilidad. Las infusiones no se pueden guardar y hay que consumirlas en el momento. También es bien sabido de los delicados tejidos que se fabrican con sus tallos, especialmente para elaborar toallas y paños de cocina, por su propiedad de absorber gran cantidad de agua.

### TOXICIDAD

No tiene toxicidad.

### COMPOSICIÓN

Contiene abundancia de mucílagos que se hidrolizan en ácido galacturónico, ácidos grasos, ácido oleico, linoleico y linolénico, y algo de heterósidos cianogénicos. También galactosa y linamarina.

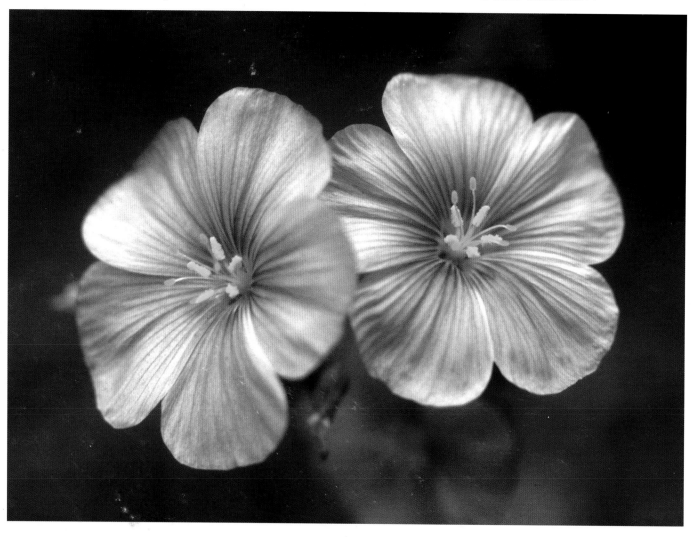

# LIQUEN DE ISLANDIA · *Cetraria islandica*

### BOTÁNICA

Pertenece a las parmeliáceas. Se trata de un vegetal sin raíces que se adhiere al tronco de los árboles mediante filamentos cortos y tenaces. Se encuentra en zonas frías y bosques de coníferas de alta montaña.

### RECOLECCIÓN

Se recoge en verano.
Se emplean las motas.

### USOS MEDICINALES

Expectorante, mucolítico y suavizante de la mucosa bronquial. Antitusígeno. En la patología del aparato respiratorio que curse con tos y mucosidad abundante. Como tónico intestinal, para estimular las secreciones gástricas, en la falta de apetito y para frenar los vómitos por indigestiones. En la ictericia. Tiene acción antibiótica en las infecciones pulmonares.
También se emplea en la hiperemesis gravídica.

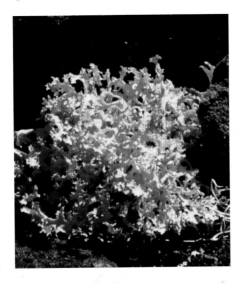

### COMPOSICIÓN

Salicílico, fumárico, mucílago, ácido cetrárico, úsnico y proto-liquéstrico. También potasio, hierro, sodio y magnesio.

### OTROS USOS

Tiene sinergia con el llantén menor. Para quitarle el sabor amargo hay que cocerlo antes con carbonato potásico. También se preparan gelatinas alimentarias.

### TOXICIDAD

No tiene toxicidad, aunque no se puede emplear en el caso de sufrir de úlcera gastroduodenal.

# LLANTÉN MAYOR · *Plantago major*

### BOTÁNICA

Pertenece a la familia de las plantagináceas y se encuentra de forma abundante en los prados húmedos, tierras cultivadas, corrales, caminos y cerca del ganado. También es frecuente verlo en medio de los caminos, por lo que es una planta comúnmente pisoteada, sin que esto le afecte a su crecimiento. La flor es de color amarillo verdoso, con anteras características de color malva, dispuestas en forma de espiga y redondeadas en el verticilo.

### RECOLECCIÓN

Florece entre mayo y septiembre y las espigas se suelen emplear para comida de pájaros. Las hojas anchas, en roseta, de hasta 15 cm de largo, tienen fuertes nervios y se pueden comer en ensalada.
Se emplean las hojas.

### USOS MEDICINALES

De efecto más suave que el llantén menor, tiene propiedades como astringente, emoliente y depurativo. Es eficaz para tratar enfermedades bronquiales, detener las diarreas leves y las hemorragias internas, así como para las enfermedades de piel.

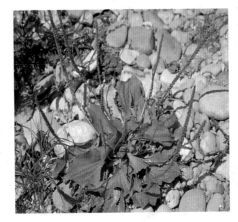

### COMPOSICIÓN

Aucubina, ácido oxálico, saponina, ácido cítrico y mucílagos.

Externamente se emplean las hojas directamente sobre quemaduras o llagas y con el zumo exprimido se lavan heridas, ojos afectados por conjuntivitis y para desinfección de la boca en estomatitis y gingivitis.

### OTROS USOS

Detiene las hemorragias de la piel y la semilla es un buen alimento para los pájaros.

### TOXICIDAD

No tiene toxicidad.

# LLANTÉN MENOR

## *Plantago lanceolata*

### BOTÁNICA
Pertenece a la familia de las plantagináceas y posee unas largas hojas lanceoladas; de contorno liso y con nervios muy marcados, éstas forman una roseta de la que surgen unos largos tallos coronados por una espiga de apretadas flores con sobresalientes anteras amarillentas.

### RECOLECCIÓN
La floración es en primavera.
Se emplean las hojas que se recogen entre junio y julio.

### USOS MEDICINALES
Similares al llantén mayor como astringente, emoliente y depurativo. Con sus

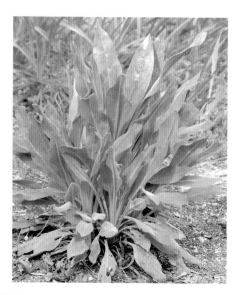

### COMPOSICIÓN
Mucílago, tanino, pectina, aucubina, catalpol.

semillas se puede fabricar una pasta para endurecer tejidos.

### OTROS USOS
Como depurativo se utiliza en diarreas y gastritis, también se puede hacer uso de él como reconstituyente.

### TOXICIDAD
No tiene toxicidad alguna.

# LÚPULO

## *Humulus lupulus*

### BOTÁNICA
Pertenece a la familia de las cannabiáceas y posee un rizoma vivaz, tallos trepadores y flexibles, hojas ásperas palmeadas y flores en racimos: las femeninas (formando una piña de blandas escamas verdosas) en unos, las masculinas (blanco-verdosas) en otros.

### RECOLECCIÓN
Florece entre agosto y septiembre. Se emplean las flores.

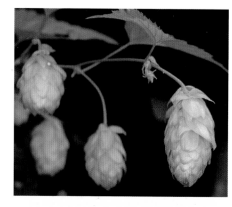

### COMPOSICIÓN
Aceite etéreo, mircetol, luparenol, linalol, tanino y estrógenos.

### USOS MEDICINALES
Sedante, aperitivo y estrogénico. Se emplea para los estados de nerviosismo, insomnio e histeria. Aumenta el apetito, produce ligero engorde, controla la taquicardia, las jaquecas y los problemas reumáticos. Baja la fiebre.

### OTROS USOS
Se emplea desde hace muchos años para dar sabor a la cerveza. Puede provocar la subida de la leche en las embarazadas.

### TOXICIDAD
Su grado de toxicidad es bajo. No se debe administrar en niños pequeños, tampoco en mujeres embarazadas, salvo por indicación de un especialista.

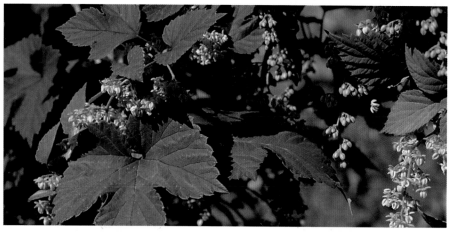

# MAÍZ

## *Zea mays*

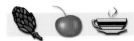

### BOTÁNICA

Gramínea que se cultiva en todo el país, de la cual se extrae aceite, harina y plantas medicinales.

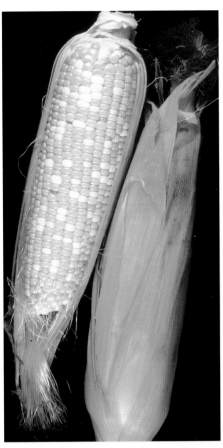

### RECOLECCIÓN

Se recolecta en verano. Para comprobar su grado de maduración se comprueba que los estigmas estén secos, se aprietan los granos y si el jugo es compacto, no demasiado líquido, está listo. Una simple pero enérgica torsión servirá para arrancarlos.

Se utilizan los estigmas (barbas).

### USOS MEDICINALES

Los estigmas son un excelente diurético y ligeramente sedante. Se emplea con éxito para la insuficiencia urinaria, la celulitis, cistitis, pielonefritis, gota y obesidad. Baja la inflamación de las vías urinarias y ayuda a eliminar los cálculos renales. Se emplea también para los edemas de las pantorrillas, el exceso de albúmina y la insuficiencia cardíaca. Es de destacar que puede ser empleado en las embarazadas, tanto como diurético inocuo como para hacer que disminuya poco a poco la secreción láctea, en caso de que queramos destetar al bebé. También es importante destacar que tiene un efecto tónico no excitante y que es tolerado incluso por estómagos delicados.

Externamente se emplea la harina en las inflamaciones e irritaciones de la

### COMPOSICIÓN

Potasio y flavonoides, además de resina, saponina, glucósido, peroxidasa, oxigenasa, gomas, esencia y una materia grasa, así como alantoína, taninos y esteroles. Los granos son una fuente importante de ácidos grasos esenciales y dextrina.

piel y para lavar llagas. Tiene sinergia con los rabos de cereza.

### OTROS USOS

Es muy eficaz para bajar las cifras de las transaminasas.

### TOXICIDAD

No tiene toxicidad. No emplear en prostatitis. En algunos países tropicales se cultiva una variedad de maíz cuyos filamentos contienen alcaloides que los nativos inhalan al quemarlos.

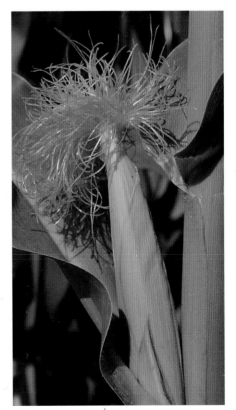

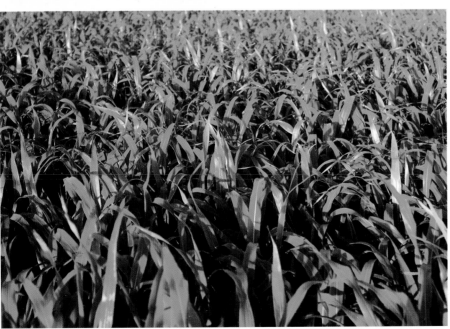

# MALVA

*Malva sylvestris*

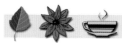

### BOTÁNICA
Planta herbácea de las malváceas, de tallo largo, hasta 50 cm, rastrero o ascendente. Las flores, de color lila, poseen cinco pétalos.

### RECOLECCIÓN
Florece entre mayo y septiembre. Se emplean las hojas y las flores.

### USOS MEDICINALES
Es balsámica, emoliente, ligeramente laxante y diurética. Se emplea en la obesidad, como laxante suave, y para mejorar catarros bronquiales, faringitis y gripe.
Externamente es un buen remedio para enfermedades cutáneas, como furúnculos, piel irritada, picaduras de insectos, heridas, así como tambien

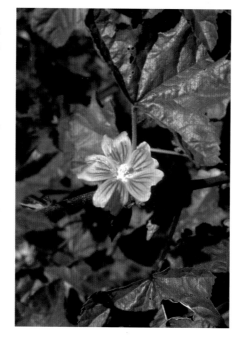

### COMPOSICIÓN
Malvina y malvidina, mucílagos, antocianos y las vitaminas A, B1, B2 y C.

para lavados vaginales y de boca.

### OTROS USOS
Es un buen laxante para niños pequeños. Alivia los dolores de la dentición masticando sus hojas o frotando las encías con una infusión concentrada.

### TOXICIDAD
No tiene toxicidad.

# MALVAVISCO

*Althaea officinalis*

### BOTÁNICA
Se conoce también como altea. Pertenece a las malváceas y puede alcanzar hasta más de un metro. Crece cerca de los ríos.
De hojas cubiertas con pelusilla blanqueada, tiene flores rosadas.

### RECOLECCIÓN
Florece desde mayo a septiembre. Se emplean las raíces y en menor proporción las hojas y flores.

### USOS MEDICINALES
Es antitusígeno, emoliente y antiinflamatorio. Por su contenido en mucílagos se emplea como protector en las irritaciones de garganta y bronquios, en resfriados, faringitis y bronquitis.
También como suavizante de la mucosa gástrica en úlceras, gastroenteritis y colon irritable. Tiene una moderada

acción laxante y es útil también en hemorroides.
Su poder antiinflamatorio le concede propiedades curativas en cistitis e infecciones de vías urinarias.
Externamente se emplean las flores para calmar la irritación cutánea, pro-

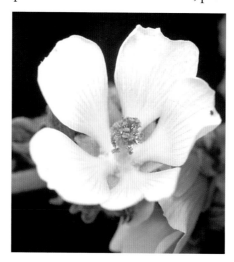

### COMPOSICIÓN
Las hojas y flores contienen mucilago y aceite esencial. En las raíces tenemos almidón, mucílagos, azúcar, tanino, pectina y asparagina.

teger las pieles sensibles, lavar los ojos irritados y aliviar el dolor de las quemaduras.

### OTROS USOS
Las hojas se pueden comer en ensalada y con sus semillas se prepara un aceite de efecto tónico. Los niños pueden obtener alivio en la dentición masticando algunas hojas.

### TOXICIDAD
No tiene toxicidad.

# MANZANILLA DULCE *Matricaria chamomilla*

### BOTÁNICA

Esta planta anual suele alcanzar hasta el metro de altura y está ramificada hasta su extremidad. Sus pequeñas cabezuelas agrupan multitud de flores amarillas (en forma de tubo con cinco dientes), rodeadas de una hilera de auténticas flores blancas que parecen pétalos; suele crecer por los prados, las laderas de las montañas y a lo largo de los caminos.

### RECOLECCIÓN

Se realiza en verano y no se deben recoger las flores maduras, ya que la máxima cantidad de esencia se produce después de la floración. Se suele confundir con la vellorita, aunque ésta tiene los pétalos violáceos. Se seca a la sombra sin pasar de los 35º C. Se emplean las flores.

### USOS MEDICINALES

Calmante, antiespasmódica, tónica y digestiva. Se emplea popularmente para mejorar la digestión y la excitación nerviosa, así como para mejorar el sueño. Tiene acciones positivas en la función biliar y el reumatismo, así como contra las neuralgias y la fiebre intermitente. Externamente se emplea para lavados de ojos en conjuntivitis, aunque es poco eficaz y debe ser sustituida por la eufrasia. Suele ser confundida con la manzanilla amarga, especialmente en cuanto a utilidad terapéutica. La manzanilla amarga es muy adecuada para mejorar la digestión y las funciones biliares, mientras que la manzanilla dulce debería ser empleada solamente para lavados de piel y calmar el sistema nervioso.

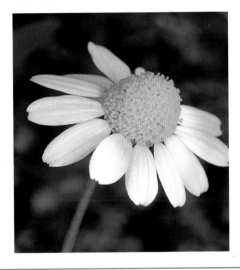

### COMPOSICIÓN

Flavonoides, luteolo, quercetol, camazuleno, bisalobol, cumarinas, mucílago, sales minerales, fitosterina y vitaminas.

### OTROS USOS

En homeopatía es eficaz para calmar los dolores dentales en los bebés.

### TOXICIDAD

No es tóxica, aunque hay que emplearla con moderación en los niños.

# MANZANILLA ROMANA *Anthemis nobilis*

### BOTÁNICA

Pertenece a las compuestas y se desarrolla en terreno fresco, en prados, veredas y bordes de charcas o embalses. Muy parecida a la especie anterior, las cabezuelas de ésta se componen de parecidas florecillas tubulares pero que están hinchadas hacia su base; sus hojas están finísimamente divididas. El pequeño rizoma tiene brotes rastreros y tallos verticales que alcanzan los 40 cm.

### RECOLECCIÓN

En verano. Se emplean las flores.

### USOS MEDICINALES

Planta aromática, de gusto amargo, emenagoga, antiespasmódica. Está indicada en casos de meteorismo, digestiones lentas, dismenorreas e insuficiencia biliar. Externamente conserva algunas de las propiedades de la manzanilla dulce, aunque no justifica su uso.

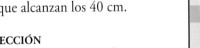

### COMPOSICIÓN

Polifenoles, isobutilo, nobilina, camazuleno, ácido cafeico, inositol, cumarinas y flavonoides.

### TOXICIDAD

No tiene toxicidad. No administrar junto con licores de quina ni con plantas ricas en taninos.

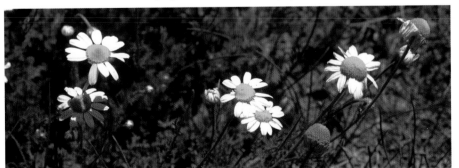

# MARRUBIO

## *Marrubium vulgare*

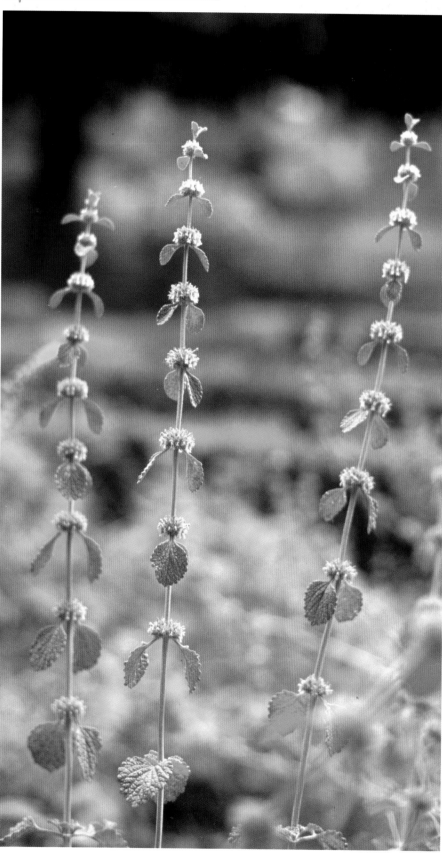

### COMPOSICIÓN

Colina, aceite, lactona, marrubiína, tanino y sales minerales.

### BOTÁNICA

Perteneciente a la familia de las labiadas, se trata de una planta herbácea de color verde blanquecino que puede llegar a superar los 50 cm, tiene un tallo robusto y cuadrangular cubierto de pelusilla, posee hojas vellosas, de contorno ovadoromboidal y con el borde festoneado por dientes romos, estas hojas, crecen en parejas enfrentadas, y en sus axilas se aglomeran las flores, pequeñas y blanquecinas, agrupadas en inflorescencias algo distantes. Originaria del norte de África, Asia y Europa central.

### RECOLECCIÓN

Florece entre los meses de abril y agosto. Sus flores son muy visitadas por las abejas de la miel.
Se emplean las hojas, las sumidades floridas..

### USOS MEDICINALES

El marrubio es una planta digestiva, aperitiva, diurética y balsámica. Posee efectos expectorantes, e incluso facilita la evacuación de la bilis, además de ser depurativa. Como diurético sirve en los casos de gota, cistitis, sobrepeso debido a retención de líquidos, etc. Para algunas personas su sabor puede resultar algo desagradable, sino se tolera, puede aromatizarse la infusión con cascara de naranja.

### OTROS USOS

Tiene efectos favorables en la arritmia y las taquicardias.

### TOXICIDAD

No tiene toxicidad.

# MEJORANA

## *Origanum majorana*

### BOTÁNICA

Perteneciente a una familia de especies muy similares, es un subarbusto que alcanza los 40 cm de altura y posee florecillas blancas. Las hojas tienen un gusto similar al tomillo y por eso se usa como condimento.

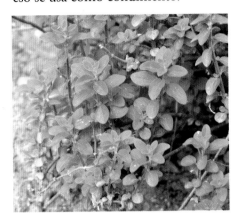

### RECOLECCIÓN

Se planta en primavera mediante esquejes, aunque las semillas se pueden mezclar en cualquier época, siendo muy lenta su germinación. Se ponen a pleno sol y, aunque en invierno es mejor tenerla resguardada del frío, es una planta perenne. Los tallos se cortan en cuanto brotan las flores y se secan rápidamente. Se emplean las sumidades floridas.

### USOS MEDICINALES

Es digestiva, antiespasmódica y diurética. Su uso más frecuente es como digestiva, espasmolítica y carminativa, así como sedante suave.
Tiene poder antiséptico en las infecciones urinarias y es ligeramente hipotensora.

### COMPOSICIÓN

Aceite esencial con terpineol, timol y carvacrol, tanino, ácido cafeico, rosmarínico, flavonoides e hidroquinona.

### OTROS USOS

Externamente sirve para lavados nasales en caso de sinusitis, herpes y heridas. Se suele confundir con el orégano y, aunque sus aplicaciones sean similares, botánicamente se puede diferenciar por las flores, que en el orégano son más numerosas y de color rosa.

### TOXICIDAD

No tiene toxicidad.

# MELILOTO

## *Melilotus officinalis*

### BOTÁNICA

Esta planta anual, perteneciente a las papilionáceas, alcanza una altura de hasta 80 cm, tiene hojas trifoliadas y pequeñas flores amarillas agrupadas en racimos que despiden un olor similar a la miel.

### RECOLECCIÓN

Se emplean las sumidades floridas y las semillas.

### USOS MEDICINALES

Es diurético, sedante, astringente, antiespasmódico y emoliente. Se emplea para casos de hemorroides, varices, flebitis y como preventivo de trombosis y embolias. Tiene un efecto favorable sobre el sueño, mejora la digestión, las menstruaciones dolorosas y alivia los síntomas de la menopausia. Externamente será útil aplicado en forma de compresas templadas en conjuntivitis,

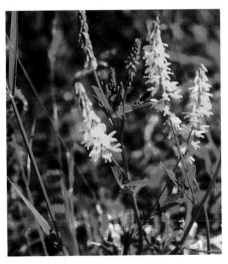

vista cansada y cuando se somete a un esfuerzo continuado a los ojos. En forma de cataplasma se aplica en abscesos, furúnculos, articulaciones inflamadas y traumatismos. Podemos elaborar un colirio mezclándolo con un poco de suero fisiológico.

### COMPOSICIÓN

Ácido cumárico, flavonoides, mucílagos, colina, vitamina C y aceite esencial. También contiene melilotósido, que cuando se seca libera cumarina.

### OTROS USOS

Una infusión concentrada es eficaz contra las borracheras. Tiene sinergia con la eufrasia en las irritaciones oculares. De esta planta se dice que aleja a la muerte de la cabecera de los enfermos.

### TOXICIDAD

No tiene toxicidad. No debe emplearse la planta seca a no ser que la queramos utilizar como anticoagulante.

# MELISA

## *Melissa officinalis*

### BOTÁNICA

Perteneciente a una familia de especies muy similares, es un subarbusto que alcanza los 60 cm de altura y posee florecillas blancas.

Las hojas tienen un gusto similar al tomillo y por eso se usa como condimento.

### RECOLECCIÓN

Se planta en primavera mediante esquejes, aunque las semillas se pueden mezclar en cualquier época, siendo muy lentas de germinar. Se pone a pleno sol y, aunque en invierno es mejor tenerla resguardada del frío, es una planta perenne. Los tallos se cor-

### COMPOSICIÓN

Contiene resina, mucílagos, glucósido y saponina en las hojas. La esencia es rica en linalol, citral, geraniol y citronelal, así como en limoneno, que le da el sabor característico.

tan en cuanto brotan las flores y se secan rápidamente. Se emplean las hojas y las unidades flácidas.

### USOS MEDICINALES

Es digestiva, carminativa, antiséptica y algo sedante. Es una planta muy eficaz en afecciones "de la mujer", especialmente dismenorreas, jaquecas e histerismos. También tiene buenos efectos como antiespasmódica, sedante y para cortar las náuseas y vómitos del embarazo. Corrige las palpitaciones, ansiedad, vértigos y otros trastornos propios de un sistema nervioso alterado, lo mismo que los calambres y la vaginitis nerviosa.

Externamente se emplea para mejorar las heridas, lavar los ojos enrojecidos y como un estupendo baño aromático relajante. Calma el picor de las picaduras de insectos y evita el estancamiento de la leche materna. No induce al sueño, por lo que es un remedio tranquilizante para tomar durante el día. Desde hace siglos ha sido considerada la mejor hierba para combatir la melancolía y la tristeza.

### OTROS USOS

Tiene sinergia con el hipericón en las depresiones nerviosas. Con la melisa se fabrica la popular "Agua del Carmen" o "Agua de Melisa", la cual fue popularizada por los monjes carmelitas en 1611 y aún se puede encontrar en herboristerías y farmacias antiguas.

### TOXICIDAD

No tiene toxicidad.

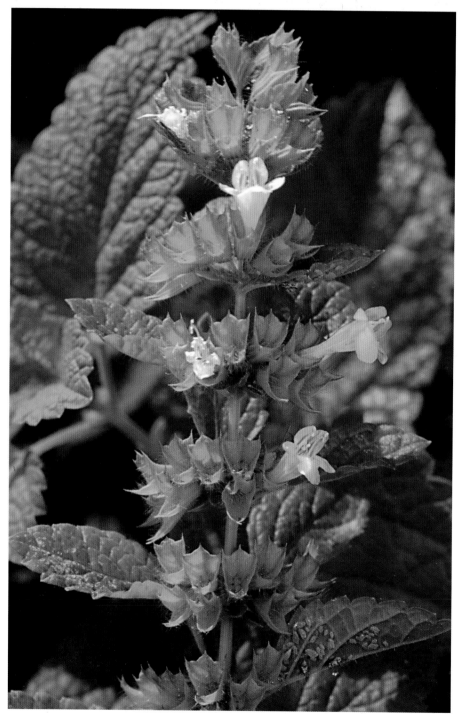

# MENTA

## *Mentha piperita*

### BOTÁNICA

La más popular de las plantas aromáticas. Hay quien asocia esta hierba con el poder, la sexualidad y la divinidad, aunque su uso como digestiva es el que más arraigo ha tenido.

Resistente a las plagas, solamente necesita agua en abundancia y protegerla del sol fuerte. Si lo hacemos así, crecerá rápida y abundante, pudiéndose podar repetidas veces durante el año.

### COMPOSICIÓN

Taninos, triterpenos, mentol, mentona, flavonoides, ácidos fenólicos, ácido oleanílico, enzimas y pectinas.

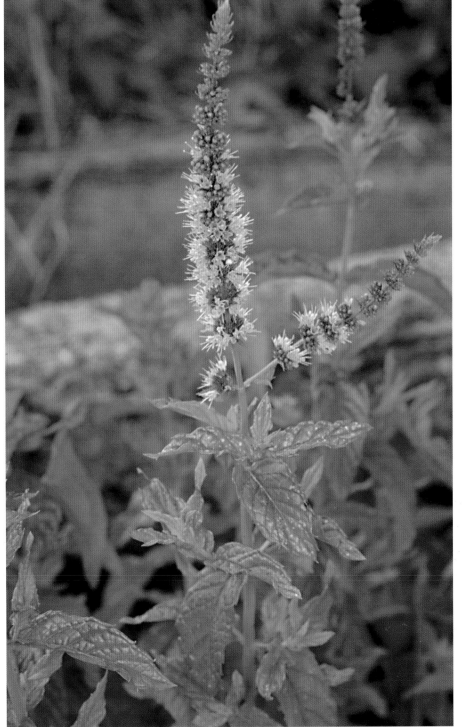

### RECOLECCIÓN

Una vez pasado el verano, deberemos cortar los tallos al ras y cubrir el lecho de tierra fértil. Como se reproduce todos los años, será necesario levantarla de cuando en cuando y dividir las raíces, lo que mejorará su posterior crecimiento.

Podemos cultivarla en cualquier recipiente y tendremos hojas en apenas cuatro semanas, aunque su floración se limitará al principio del verano, momento adecuado para cogerla. Se emplean las hojas.

### USOS MEDICINALES

Es antiespasmódica, carminativa, antiséptica, balsámica y afrodisíaca. Sus usos más frecuentes son, como saborizante de otras hierbas, en licorería, ambientadores y cosmética. Sin embargo, es un buen remedio para mejorar la función biliar, evitar las malas digestiones, impedir la formación de gases intestinales y suavizar los espasmos. También nos ayuda a combatir el mareo en los viajes, el vértigo, las palpitaciones nerviosas, los dolores de cabeza y fluidificar las vías respiratorias. Externamente tiene buenas propiedades como antiséptico, antineurálgico, antidoloroso en problemas reumáticos y para aliviar los dolores dentales.

### OTROS USOS

Combate el mal aliento y se le atribuyen ligeras propiedades afrodisiacas en la mujer.

### TOXICIDAD

No tiene toxicidad.

# MILENRAMA

## *Achillea millefolium*

### BOTÁNICA
Se la conoce también como aquilea. Pertenece a las compuestas, tiene rizoma rastrero, tallo erecto, hojas verdes brillantes y cabezuelas de flores blancas y rosas de largos peciolos. Despide una ligera fragancia, aunque sus frutos tienen sabor amargo.

### RECOLECCIÓN
Florece entre mayo y junio.
Se emplea toda la planta.

### USOS MEDICINALES
Es antiinflamatoria, venotónica, cicatrizante y hemostática. Se emplea con éxito en la patología venosa, las dismenorreas y la insuficiencia hepática.

Externamente, para lavar heridas, como cicatrizante, contra hemorroides y en las quemaduras y llagas.

### OTROS USOS
La esencia se emplea en algunos licores y cervezas

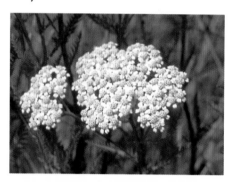

### COMPOSICIÓN
Contiene aquicilina, azuleno y lactosa, colina, ácido valeriánico, ácido fórmico y flavonoides.
Limoneno, pineno, tuyona, borneol, azuleno y cineol, en la esencia.

### TOXICIDAD
No tiene toxicidad. No emplear en embarazadas.
La esencia puede producir vértigos.

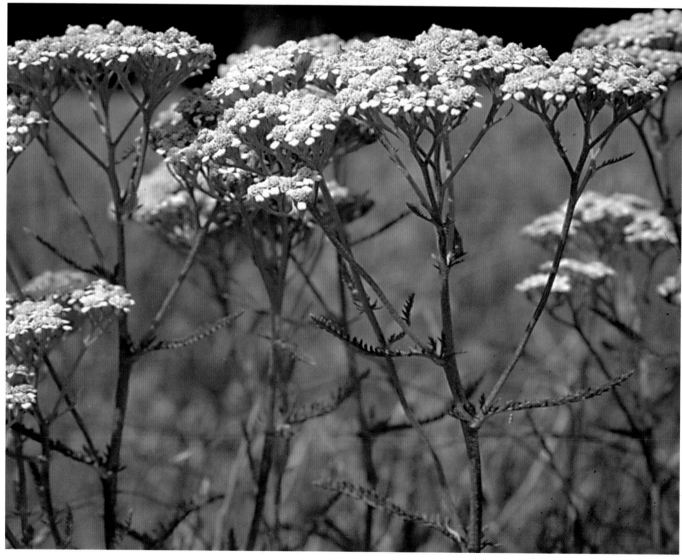

# MORAL

## *Morus nigra*

### BOTÁNICA
Pertenece a la familia de las moráceas y está emparentado con el moral blanco, variedad menos apreciada. Es originario de Irán y Afganistán. Los frutos de la variedad negra poseen hojas más rústicas, flores amarillas y frutos negros.

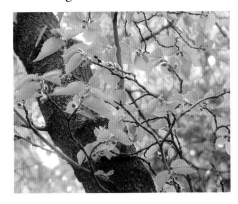

### RECOLECCIÓN
Los frutos cuando maduran son de color negro púrpura.
Se emplean los frutos y las hojas.

### USOS MEDICINALES
Los frutos son antiinflamatorios y mineralizantes. La corteza es aperitiva y la raíz laxante. Las moras se usan como alimento energético y para combatir las enfermedades reumáticas.
Macerar las hojas toda una noche para casos de infecciones intestinales y para estimular la diuresis. También sirven moderadamente en las bronquitis, los dolores de garganta y la tos. El cocimiento de la corteza tomado antes de las comidas estimula el apetito y mejora las digestiones, aunque

### COMPOSICIÓN
Antocianos, asparragina, adenina, glucosa, carbonato de calcio, proteínas y taninos.

posee un efecto laxante a tener en cuenta, y a dosis altas es un purgante.

### OTROS USOS
Con las moras fermentadas se prepara un licor popular y en estado natural se hacen mermeladas y zumos.

### TOXICIDAD
No tiene ningún tipo de toxicidad en sus frutos y planta.

# MUÉRDAGO

## *Viseum albam*

### BOTÁNICA
Pertenece a las lorantáceas. Se trata de una planta parasitaria que se encuentra en zonas de media y alta montaña, con hojas siempre verdes, largas raíces y flores amarillas. Se adhiere a manzanos, chopos, encinas y otras especies.

### RECOLECCIÓN
Florece entre marzo y mayo y los frutos maduran en otoño. Se emplean las hojas.

### USOS MEDICINALES
Hipotensor, espasmolítico y antitumoral. Es un remedio muy eficaz para todos los procesos tumorales, en especial los que se asientan en la cabeza.
Algunos especialistas lo aplican in

### COMPOSICIÓN
Acetilcolina, inositol, manitol, colina, viscalbina, saponina, vitamina C y sales minerales.

situ, mediante inyecciones, lo que permite emplear dosis más altas y disolver mejor los tumores localizados. También se emplea con eficacia en la hipertensión, la arteriosclerosis y los acúfenos.

### OTROS USOS
Tiene efectos antiepilépticos y diuréticos. Tiene sinergia con el olivo en la hipertensión.

### TOXICIDAD
Su grado de toxicidad es medio.

# NARANJO AMARGO    *Citrus aurantium*

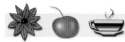

### BOTÁNICA

Árbol con la copa en forma de cúpula, perenne, con hojas verdes y esparcidas; las flores se sitúan en las extremidades de las ramas y se la conoce como flor de azahar. Procede de la India y en la actualidad crece en climas templados, aunque es desconocido en forma silvestre. Suele alcanzar los seis metros de altura.

## COMPOSICIÓN

Esencia de limoneno, hesperidia, glucosa, tanino y ácidos en las hojas.
Limoneno, pineno, citroneol, nerol, canfeno, linalol y geraniol en las flores.
Citral, hesperidina, vitaminas, enzima, pectina y flavonoides en la corteza de los frutos.

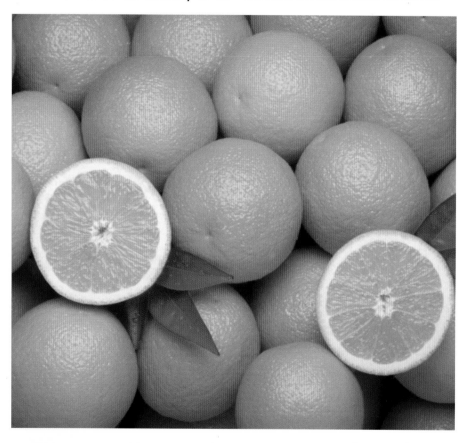

### RECOLECCIÓN

Se puede hacer varias veces al año y se recogen las flores cerradas o abiertas en verano. Se secan a la sombra.

### USOS MEDICINALES

La esencia de azahar tiene efectos sedantes y antiespasmódicos. La cáscara del fruto es digestiva y venotónica. Las flores y, por tanto, la esencia son un remedio tradicional contra el insomnio, la excitación nerviosa y el histerismo. Alivia la tos nerviosa y el estrés. La cáscara se emplea para las enfermedades venosas, especialmente hemorroides y varices, aunque también se le han encontrado buenos efectos en la arteriosclerosis.
Mejora la resistencia capilar, los edemas por estancamiento venoso y la tendencia a las hemorragias. Es un buen remedio para aplicar en el embarazo por su inocuidad.

### OTROS USOS

Recientemente se emplea el aceite de sus semillas para combatir el exceso de colesterol, ya que son muy ricas en ácidos grasos esenciales. Tiene sinergia con la cáscara del limón en la patología venosa.

### TOXICIDAD

No tiene toxicidad.

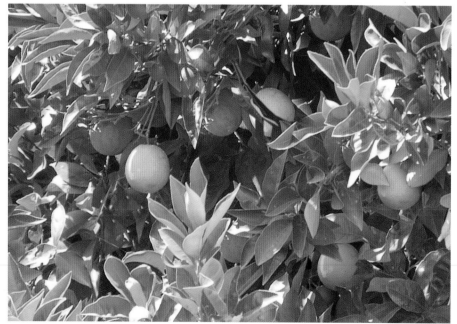

# NOGAL

## *Juglans regia*

### BOTÁNICA
Perteneciente a las juglandáceas, este antiguo árbol gusta de zonas cálidas al lado de laderas abrigadas. Puede llegar a desarrollarse en alturas superiores a los 700 metros si el suelo es fértil, puesto que las raíces penetran hasta los tres metros y lateralmente alcanzan los quince metros.

### RECOLECCIÓN
Tiene flores en mayo y el fruto en otoño; éste es una nuez envuelta en una cáscara verde que se pone blanda cuando madura. Se emplean las hojas y los frutos.

### USOS MEDICINALES
Es digestivo, emenagogo, hipotensor e hipoglucemiante. Su uso externo está muy extendido como colorante para el cabello y la madera, para el tratamiento del acné, la sarna y los abscesos, así

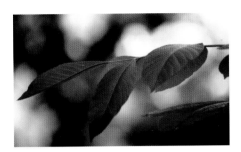

como para el herpes, los furúnculos y la alopecia. Internamente sus hojas tienen propiedades depurativas, bajan la tensión arterial, provocan la menstruación, abren el apetito, mejoran la función hepática y ejercen un buen efecto tónico general. Se le encuentran también aplicaciones para expulsar los parásitos intestinales y para bajar la fiebre.

### OTROS USOS
Sus frutos, las populares nueces, por su gran parecido con el cerebro humano, han sido considerados desde siempre

### COMPOSICIÓN
Carotenos, juglandina, inositol, juglona, piroganol y vitamina C.

como un tónico y estimulante cerebral, aunque recientemente se les han descubierto interesantes propiedades para las afecciones cardíacas, especialmente el filamento interno que normalmente se desecha. Las semillas son comestibles y prensadas dan un aceite de buen sabor, mientras que con los frutos se hacen conservas cuando están verdes. Con la madera se hacen armazones para fusiles y muebles de calidad. Con el corcho se preparan bronceadores.

### TOXICIDAD
No administrar junto a sales de hierro o alcaloides.

# NUEZ MOSCADA

## *Myristica fragans*

### BOTÁNICA
También denominado *Miristica olorosa*, se trata de un árbol de hasta diez metros de altura, perteneciente a la familia de las miristicáceas. Posee hojas de color verde intenso, oblongas, con flores amarillas perfumadas. El fruto es amarillo o rojo y cuando se abre muestra una semilla dura que se denomina nuez moscada. Conocida también como mirística olorosa o moscadero, posee unas flores pequeñas de color amarillo y un fruto que al abrirse da una semilla dura y leñosa.
Su sabor es muy agradable y se le puede emplear incluso para aromatizar bebidas calientes y ponches. Forma parte del Agua de El Carmen.

### RECOLECCIÓN
Se emplean los frutos.

### USOS MEDICINALES
Su fuerte aroma la hace idónea como aromatizante en licorería y guisos. También se le reconocen propiedades como carminativa, estimulante general, antiséptica, y como reforzadora de las defensas. Para diversas patologías del aparato digestivo, como dispepsias, gases, colitis espasmódicas e infecciones gástricas. Es un poderoso estimulante uterino y por ese motivo se emplea en las amenorreas y para estimular las contracciones en el parto.

### OTROS USOS
Externamente se aplica para calmar el dolor de muelas. Solamente debe usarse para aromatizar comidas y bebidas en dosis pequeñas, ya que en infusión es muy fácil sobrepasar la dosis y dar lugar a envenenamientos graves.

### COMPOSICIÓN
Materia grasa, ácidos esenciales, pineno, canfeno, geraniol, eugenol y miristicina.

### TOXICIDAD
Su toxicidad es baja. No emplear la esencia a diario sino esporádicamente.

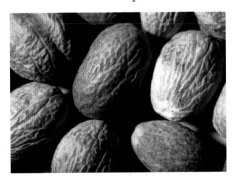

# OLIVO

## *Olea europaea*

### BOTÁNICA

Perteneciente a las oleáceas, se trata de un árbol que se adapta bien a los cambios estacionales, aunque no tolera inviernos con fríos de larga duración. Su cultivo necesita poca agua y necesitará drenaje si el terreno es fértil y húmedo. Si todo es correcto llegará a medir quince metros de altura y tendrá una copa considerable. En el caso de enfermar tiene una gran capacidad de regeneración. Hay que podarlo convenientemente, si no los frutos tardarán hasta doce años en salir.

### RECOLECCIÓN

Florece entre mayo y junio y si las temperaturas no bajan de los 15º dará lugar a un fruto (a partir del cuarto año) de color verde amarillento o morado. La recolección se suele hacer cuando las temperaturas han bajado bastante, en noviembre o diciembre.
Se emplean las hojas y el aceite de sus frutos.

### USOS MEDICINALES

Hipotensor, diurético, hipogluce-miante (las hojas). Como hipotensor

### COMPOSICIÓN

Manitol, glucosa, resina, oleorropina, oleasterol y oleanol.
Los frutos son ricos en sales minerales, vitaminas A y D, ácido oleico, linoleico y palmítico.

y antiarteriosclerótico. Favorece la dilatación de las coronarias, controla las arritmias, mejora la diabetes y tiene efecto diurético leve. Sus frutos, las aceitunas, son un buen remedio para bajar el colesterol; son laxantes, facilitan la evacuación de la bilis y, aplicados externamente, suavizan y nutren la piel. Tiene sinergia con el espino blanco en la hipertensión

### OTROS USOS

Los restos de la aceituna una vez exprimida se emplean como alimento para el ganado, mientras que la madera se usa en trabajos de ebanistería y para hacer carbón vegetal.

### TOXICIDAD

No tiene toxicidad.

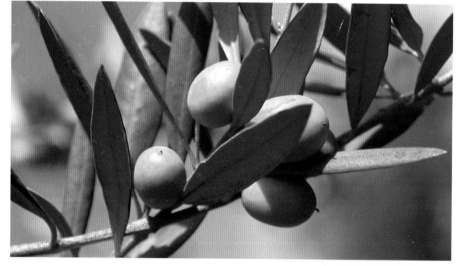

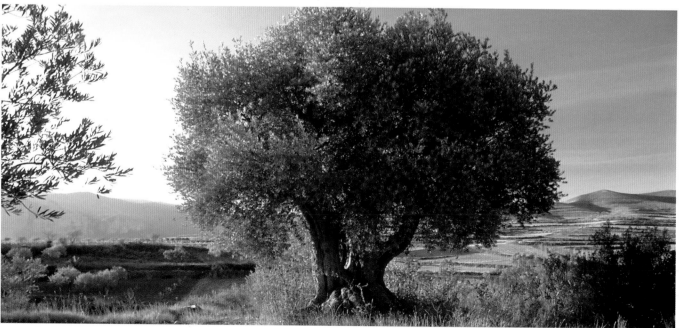

# OLMO

## *Ulmus campestris*

### BOTÁNICA
Pertenece a la familia de las ulmáceas. Es un árbol que gusta de lugares cálidos en bosques, valles y llanuras, así como en las orillas de los ríos. Si el suelo está seco, apenas crece.

### RECOLECCIÓN
Las flores bisexuales aparecen a finales de marzo y el fruto, con la semilla hacia el borde superior, madura en mayo. Se emplean las cortezas de dos años.

### USOS MEDICINALES
Se le reconocen propiedades como astringente, cicatrizante y anticatarral, aunque antiguamente se consideraba que era capaz de curar al menos cincuenta enfermedades diversas. El cocimiento de la corteza es eficaz contra la dermatosis, el ecce-ma húmedo, el acné, y para eliminar la costra láctea. También, y siempre de forma externa, podemos tratar el reumatismo, el herpes, las neuralgias y las aftas bucales.

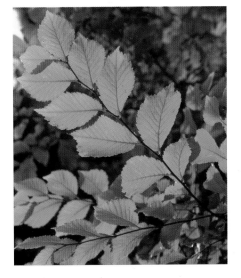

### COMPOSICIÓN
Fitosteroles, taninos y mucílagos.

Internamente tiene efectos en los catarros y las infecciones vaginales e intestinales.

### OTROS USOS
Antiguamente era considerado un árbol mágico y se pensaba que era el preferido del dios griego Morfeo. Tal es así que se le atribuyeron propiedades curativas para la mayoría de las enfermedades y hasta se pensaba que su presencia proporcionaba felicidad y atraía los rayos.

### TOXICIDAD
No se conoce.

# ONAGRA

## *Oenothera biennis*

### BOTÁNICA
Planta herbácea, vivaz, de hojas dentadas ovaladas de color verde. Genera flores solitarias o agrupadas en umbela con corola tubular amarilla difuminada en blanco y compuesta de cinco pétalos, que en la parte superior son de color amarillo claro y alguna vez violáceo.

### RECOLECCIÓN
De estas plantas se emplean principalmente las semillas.

### USOS MEDICINALES
Factor decisivo en el metabolismo de las prostaglandinas y en la formación de la piel. Tiene una importancia alta en la regulación de la síntesis de las prostaglandinas, así como en la alergia y las defensas orgánicas. Eficaz en

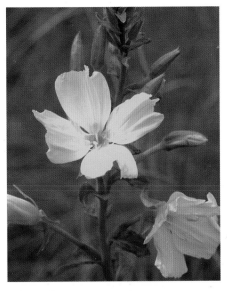

### COMPOSICIÓN
Ácidos grasos esenciales.

### OTROS USOS
Se emplea en el tratamiento de la esquizofrenia y en niños hiperactivos. Hay que emplearla unida a la vitamina E por su facilidad para oxidarse. También se pueden emplear las raíces, flores y hojas, pues estas dos últimas contienen los preciados aceites esenciales. Poseen propiedades tónicas del sistema nervioso, son antiespasmódicas y calmantes.

la dismenorrea, esclerosis múltiple, envejecimiento cutáneo y artritis reumatoide.

### TOXICIDAD
No tiene toxicidad.

# ORÉGANO

## *Origanum vulgare*

### BOTÁNICA

Aunque existen diversas variedades y es normal confundirlo con la mejorana, a fin de cuentas es de la misma familia, recomendamos para plantar en macetas la variedad *Origanum onites*, la cual encontraremos fácilmente en las floristerías.

Este orégano necesita sol y un suelo suelto, nada apelmazado; nace de una delgada cepa, formando tallos que alcanzan desde los 30 cm. hasta un metro de altura. Se ramifica en la parte superior adquiriendo un color rosado vinoso, y se cargan sus hojas de numerosas gotitas de esencia. Las flores son pequeñas y dispuestas en apretados ramilletes y

### COMPOSICIÓN

Terpineol, ácido cafeico, timol, carvacrol, rosmarínico y clorogénico, flavonoides, linalol y ácido ursólico.

protegidas por hojitas rojizas. Es bastante productivo durante años, aunque muere todos los inviernos. Si tenemos la precaución de podarlo enérgicamente al final del verano y trasladamos la maceta a un lugar cálido, quizá nos dé hojas nuevas incluso en época fría.

### RECOLECCIÓN

En tiempo de floración, entre julio y septiembre, recoger los tallos más gruesos. Para plantarlo se hace por división o por esquejes de brotes tiernos en primavera. Si es por semillas, hay que ponerlas en una cajonera a una temperatura media de 15° C.

Se recoge el tallo con las flores, dejándolos secar a la sombra en un lugar bien aireado.

Para conservar el orégano seco, se utilizarán recipientes con cierre hermético.

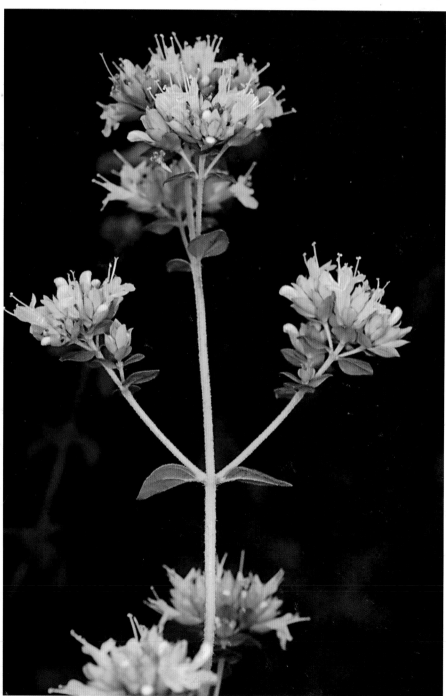

### USOS MEDICINALES

Carminativo, expectorante y antiséptico. Mejora las digestiones, impide la formación de gases y tiene efecto tónico general. Ayuda a producir la menstruación y suaviza las vías respiratorias.

### OTROS USOS

Externamente se puede emplear para lavar heridas, quemaduras, úlceras y en dolores reumáticos. La esencia es eficaz para calmar localmente el dolor de oídos.

### TOXICIDAD

No tiene toxicidad, pero no emplear la esencia a dosis altas ni en niños.

# ORTIGA MAYOR

## *Urtica dioica*

### BOTÁNICA

Planta herbácea de las urticáceas, de tallo erecto, hojas grandes de bordes aserrados y flores en espigas pequeñas de color amarillo. Las hojas están recubiertas de una pelusilla picante, llenas de ácido fórmico. Se encuentra entre ruinas, muros, senderos de montaña y cursos de agua.

### RECOLECCIÓN

Las hojas se recogen en primavera y verano, y las semillas en otoño.
Se emplean las hojas.

### USOS MEDICINALES

Remineralizante, diurética y antirreu-mática. Baja el ácido úrico, elimina los cálculos renales, es eficaz en diabetes y edemas, mejora la función biliar, las diarreas y las úlceras gastroduodenales.

### OTROS USOS

Externamente se emplea para robustecer el cabello, eliminar la caspa, también para lavados vaginales y bucales, así como en las dermatitis seborreicas.

### TOXICIDAD

La sustancia urticante está dentro de los pequeños pelos de las hojas, los cuales rompemos al tocarlas, y así el veneno se disemina en la piel. No obstante, basta un ligero escaldado en agua caliente para que pierdan ese poder y las podamos tocar ya libremente e incluso también podamos comerlas. Para recolectarlas bastan simplemente unas tijeras y unos guantes de fieltro gruesos.

### COMPOSICIÓN

Clorofila, ácidos fórmico, acético, minerales, vitaminas y oligoelementos.

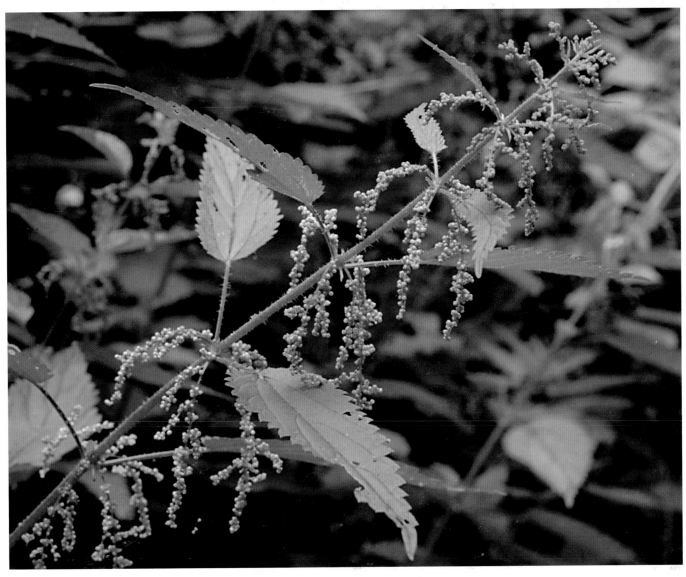

# PARIETARIA

## *Parietaria officinalis*

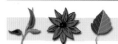

### BOTÁNICA
Perteneciente a las urticáceas, tiene el tallo erecto, leñoso y de color rojo, pudiendo alcanzar los 70 cm de altura. Sus hojas están recubiertas de pelusilla y las flores pequeñas y agrupadas son de color verde. Se encuentra en muros y ruinas, pudiéndose confundir con las ortigas.

### RECOLECCIÓN
Florece entre mayo y julio.
Se emplea toda la planta.

### USOS MEDICINALES
Depurativa y calmante. Para infecciones e inflamaciones de vías urinarias, ejerciendo buenos efectos para la eliminación de cálculos y aumentar la cantidad de orina. También en infecciones pulmonares, reumatismo y gripe. Externamente, se emplea para lavado de heridas, abscesos, furúnculos, quemaduras y grietas del pezón o anales. Es mejor emplear la planta fresca en forma de emplastos.

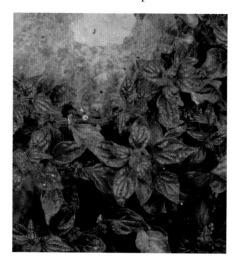

### COMPOSICIÓN
Sustancias amargas, flavonoides, taninos y sales de potasio.

### OTROS USOS
Tiene efectos beneficiosos en la patología biliar.
La planta seca es poco eficaz y la presencia de sal nitrosa hace que se descomponga con facilidad.
Se emplea para el tratamiento de infecciones renales en animales bovinos, también se utiliza para la limpieza de cristales.

### TOXICIDAD
No tiene toxicidad en estado fresco. Pero su polen causa muchas alergias.

# PASIFLORA

## *Passiflora caerulea*

### BOTÁNICA
Conocida también como pasionaria, se trata de una planta trepadora de las pasifloráceas que se encuentra

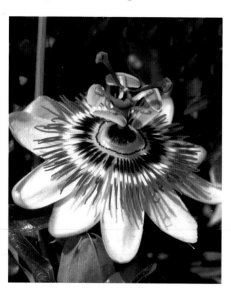

en terrenos templados, sirviendo habitualmente como decorativa. Sus estambres se asemejan, dicen, a los símbolos de la Pasión de Cristo, de ahí su nombre.

### RECOLECCIÓN
Se recolectan las flores en mayo y las hojas en marzo y abril. Hay que tener cuidado porque suelen ser nido de abejas.
Se emplean las flores.

### USOS MEDICINALES
Es sedante general de efecto suave. Es un buen calmante nervioso, siendo eficaz para tratar la angustia, ansiedad y los trastornos de la menopausia. También en casos de arritmias, temblores seniles y palpitaciones. Su efecto es bastante rápido, incluso en casos de insomnio.

### COMPOSICIÓN
Alcaloides, fitosteroles, flavonoides, heterósidos, calcio y azúcar.

Es un sedante adecuado para los niños.

### OTROS USOS
Se considera en el ámbito popular que esta planta tiene relación con la pasión y muerte de Jesús, ya que con un poco de imaginación puede verse en ella los clavos y la corona de espinas. De ahí las otras denominaciones: "pasionaria" y "flor de pasión".

### TOXICIDAD
No tiene toxicidad.

# PEREJIL

## *Petroselinum hortense*

### BOTÁNICA

Pertenece a la familia de las umbelíferas, tiene el tallo erecto de hasta 20 cm de altura y puede dar frutos dos veces al año si se cultiva.

La raíz es frondosa, las hojas de un verde brillante, de bordes aserrados y levemente triangulares.

Se cultiva abundantemente y puede vegetar en cualquier terreno, prefiriendo lugares frescos y sombreados.

### RECOLECCIÓN

Se recolecta entre agosto y septiembre, cortando las umbelas justo antes de madurar. Se deja secar a la sombra.

### COMPOSICIÓN

Hierro, calcio, fósforo, magnesio, sodio, manganeso, potasio, yodo, azufre, flavonoides, apiol y las vitaminas A, B, C y P,

### USOS MEDICINALES

Es emenagogo, digestivo y diurético. Tiene un suave efecto para provocar la menstruación y una gran eficacia como diurético. Es adecuado para tratar edemas e hinchazones, gota, reumatismos articulares e insuficiencia renal.

Mejora las prostatitis que cursan con oliguria y las hepatopatías.

Externamente se emplea su jugo contra la picadura de los mosquitos, en masajes mamarios para cortar la leche materna, en contusiones y convenientemente diluido en las conjuntivitis.

### OTROS USOS

Aplicado directamente calma los dolores dentales, las neuralgias y las hemorragias nasales.

Tiene sinergia con el apio.

### TOXICIDAD

No emplear en el embarazo por el riesgo de aborto.

Su uso prolongado puede provocar irritación gástrica y renal.

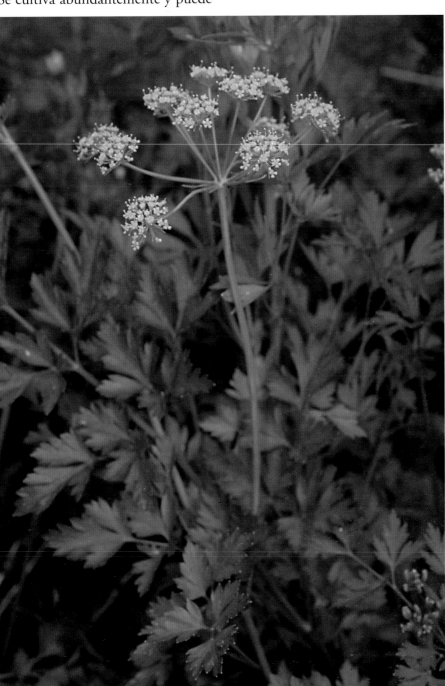

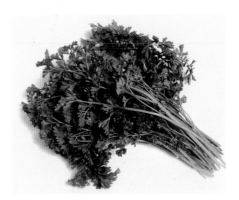

# PINO

## *Pinus sylvestris*

### BOTÁNICA

Perteneciente a las abietáceas. Se trata de un árbol que mide hasta 40 m de altura, de hojas perennes, tronco erguido y corteza abierta, con hojas muy aromáticas y flores muy abundantes en polen.

### RECOLECCIÓN

Los brotes jóvenes se recogen en primavera, inmediatamente después de su salida, y se secan a la sombra. El fruto madura al segundo año y libera las semillas en la primavera siguiente. El bálsamo se puede extraer golpeando el árbol o cortando la corteza. Se emplean sus yemas, corteza y ramas jóvenes.

### USOS MEDICINALES

Tanto las yemas como la esencia son antisépticas, balsámicas y levemente diuréticas. Es un excelente remedio contra las afecciones broncopulmonares que se dan en la gripe, los cata-rros, la neumonía, el asma y la tuberculosis. Sus propiedades como antiséptico y balsámico le hacen un remedio muy completo y eficaz, incluso en la patología de las vías urinarias, incluidos los cálculos renales y la retención de orina. Es un buen antídoto contra las intoxicaciones por fósforo. El pino marítimo (*Pinus maritima*) es una conífera pinácea de cuyas yemas se extrae un principio activo contra las alergias.

### OTROS USOS

Posee un interesante efecto como estimulante de la corteza suprarrenal. Externamente se emplea para lavar heridas, en dermatosis, para aliviar los dolores reumáticos y como remedio para el exceso de sudor en los pies. De esta especie se obtiene la esencia de trementina utilizando su resina; con las hojas se fabrica la lana del bosque, con la cual se hacen almohadas muy cotizadas, y con la des-

### COMPOSICIÓN

Esencia rica en pineno, trementina, alquitrán y celulosa en la corteza; vitamina C, limoneno, pineno y flavonoides en las hojas.
Aceites esenciales y resinas en las yemas.

tilación de la madera se consigue un alquitrán que combate la calvicie.

### TOXICIDAD

En cuanto a toxicidad del pino las yemas son inocuas. La esencia depende de la dosis y no se debe utilizar en niños pequeños por el riesgo de broncoespasmo. Los vapores muy concentrados pueden excitar ligeramente.
No se debe emplear en caso de pielonefritis.

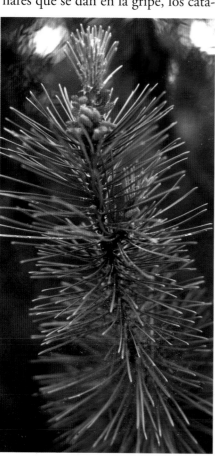

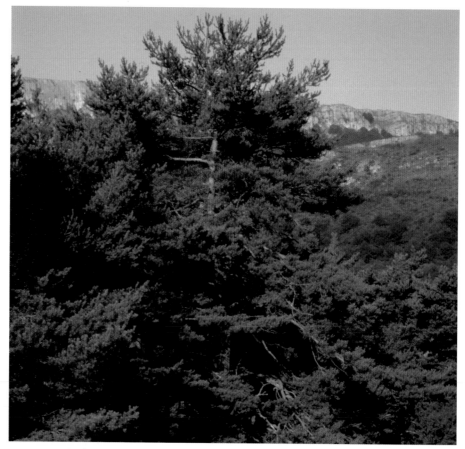

# POLEO

## *Mentha pulegium*

### BOTÁNICA

Confundida habitualmente con la menta, el poleo es, sin embargo, una planta con identidad propia y con un

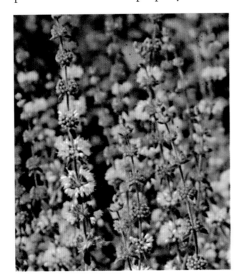

olor y sabor muy agradables. Es una planta cespitosa que llega a crecer hasta los 30 cm de altura y suele aparecer espontánea por linderos de caminos y cerca de plantaciones de gramíneas. El suelo debe ser algo húmedo, sin encharcar y, aunque tolera bien el fuerte sol, es necesario protegerla de cuando en cuando con algo de sombra.

### RECOLECCIÓN

Se recoge a finales del verano, cuando su floración es mayor y podemos aprovechar para sembrar sus semillas en macetas. De crecimiento fácil y rápido, solamente hay que protegerla del fuerte viento, regarla abundantemente y cortar solamente las ramas respetando el tallo. De hacerlo así, tendremos hojas para infusiones varias veces al mes.
Se emplea la planta entera.

### COMPOSICIÓN

Isomentona, aceite esencial, mentona, pulegona y piperitenona.

### USOS MEDICINALES

Aperitivo, digestivo, espasmolítico. Se emplea como digestivo y saborizante de otras hierbas. Mejora la función biliar y las jaquecas.

### OTROS USOS

Tomado unos días antes del parto acorta la duración y mantiene las contracciones.

### TOXICIDAD

No tiene toxicidad.

# PULMONARIA

## *Pulmonaria officinalis*

### BOTÁNICA

Pertenece a la familia de las borragináceas y suele sobrepasar los 40 cm de altura. Está recubierta de pelusilla áspera y sus hojas presentan manchas blancas en el interior. Se encuentra en bosques, pastos húmedos y zonas de montaña.

### RECOLECCIÓN

Florece entre abril y mayo.
Las hojas frescas se recogen en primavera.

### USOS MEDICINALES

Balsámica, emoliente y cicatrizante. La tradición la recomienda especialmente para el tratamiento de la tuberculosis pulmonar, además de para aliviar los catarros bronquiales en general, las irritaciones de garganta y suavizar la tos. Su riqueza en sílice la hace especialmente útil en la patología bronquial

grave. Puede ser útil en las diarreas, la gingivitis y la faringitis. Facilita la diuresis, la sudación y las hemorroides. Externamente, se emplea como emoliente en las heridas, grietas de manos y

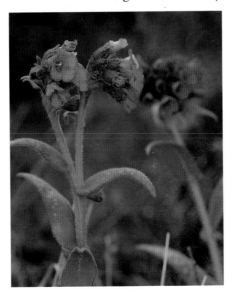

### COMPOSICIÓN

Esencialmente mucílagos y alantoína, y en menor cantidad saponinas, taninos, manganeso, sílice y vitamina C, además de un alcaloide pirrolizidínico.

pies, y para los sabañones. Tiene sinergia por vía externa con la consuelda. Internamente, con el gordolobo.

### OTROS USOS

Un manojo de hojas frescas debajo de la almohada ayuda a dormir y calma las palpitaciones y taquicardias. Puede consumirse en ensalada.

### TOXICIDAD

Su toxicidad es baja, aunque no se debe administrar en hepáticos.

# PULSATILA

## *Anemone pulsatilla*

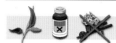

### BOTÁNICA

Es una herbácea vivaz que pertenece a la familia de las ranunculáceas: existen varias relacionadas, son principalmente de montaña, crecen en roquedos y pastos frescos o soleados.

### RECOLECCIÓN

Florece en primavera en pastos frescos de montaña y laderas soleadas. Se emplean las hojas y flores.

### USOS MEDICINALES

Es antiespasmódica, sedante, diurética y rubefaciente. La infusión carece de propiedades terapéuticas, es además tóxica y hay que emplear el extracto. Antiguamente se utilizaba como calmante de la tos, para calmar los dolores gástricos, las menstruaciones dolorosas y estimular la sudación. En la actualidad solamente se emplea en homeopatía, dado que es tóxica (paralizante), pero en esta modalidad es muy eficaz para mejorar la depresión, combatir la debilidad muscular y las irregularidades en el período.

### OTROS USOS

También es eficaz en personas frioleras, en las neuralgias faciales, la gota

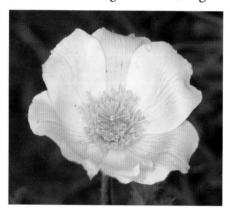

### COMPOSICIÓN

Saponinas, mucílago, alantoína, vitamina C, glucósidos, taninos y resinas, además de anemonina.

y en las enfermedades reumáticas. Puede ser útil para mejorar los orzuelos y los dolores de oído. Se aplica en cataplasmas contra la tiña.

### TOXICIDAD

Contiene alcaloides hepatotóxicos, salvo que se emplee en forma de preparado homeopático. Puede crear un estado hipnótico y una acción paralizante que llega a provocar la falta de respiración y la muerte. No emplear, por tanto, en infusión.

# REGALIZ

## *Glycyrrhiza glabra*

### BOTÁNICA

Denominado también como paloduz, se trata de una planta vivaz de las papilionoideas que se puede encontrar en terrenos arcillosos o arenosos. Suele alcanzar un metro de altura y sus hojas segregan un líquido viscoso que se pega al tacto.

### RECOLECCIÓN

Florece en junio y julio.
Se emplean las raíces.

### USOS MEDICINALES

Pectoral, balsámico, suavizante de la mucosa gástrica, antiácido y anorexígeno. Es eficaz para tratar las afecciones broncopulmonares, gripes, catarros y tos, por su efecto suavizante de las mucosas. Posee un marcado efecto antiácido y antiulceroso, así como antiespasmódico. Se emplea también como regulador del apetito excesivo y como diurético, y para estimular la producción de hormonas suprarrenales. Se le considera un depurativo moderado en las enfermedades de la piel y en la colitis, y se usa frecuentemente para quitar el mal aliento y desinfectar la boca. Es ligeramente la-

### COMPOSICIÓN

Ácido glicirricínico, asparagina, saponinas, flavonoides, azúcares y estrógenos.

xante e hipertensor. Las infusiones no son la manera más adecuada de utilizarlo, ya que el calor anula parte de sus efectos y es mejor masticar las raíces secas.

### OTROS USOS

Puede emplearse como un estrógeno natural.

### TOXICIDAD

No tiene toxicidad en tratamientos cortos. No administrar en el embarazo ni en los hipertensos.

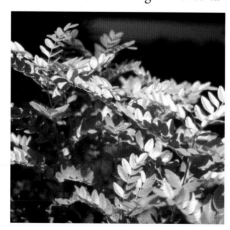

# ROBLE

*Quercus robur* y otros

## BOTÁNICA

Crece hasta los 40 metros y sus troncos pueden tener tres metros de espesor. Se le encuentra en los bosques de los valles fluviales y gusta de suelos fértiles y húmedos. Requiere mucha luz y puede llegar a vivir hasta mil años.

## RECOLECCIÓN

Las flores se abren en mayo.
Las bellotas maduras se recogen en septiembre y octubre.

## USOS MEDICINALES

La corteza y, en menor proporción, las hojas son astringentes, hemostáticas, antidiarreicas y antisépticas. Las bellotas son nutritivas y astringentes. La corteza del roble tiene acciones como antidiarreicas, no solamente por su efecto astringente sino por sus propiedades antisépticas.

Se puede emplear en hemorragias leves, especialmente por hemorroides, así como en las uterinas y nasales. Tiene ligeros efectos para bajar la fiebre.
Externamente se emplea su cocimiento contra las hemorragias externas, lavados vaginales, sabañones, grietas anales y del pezón, así como contra la gonorrea, leucorrea y hemorroides.
También es eficaz contra el exceso de sudor corporal, la gingivitis y las anginas crónicas.

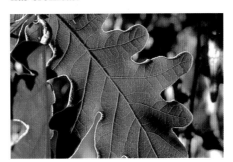

## COMPOSICIÓN

Contiene taninos, ácido gálico, resinas, pectinas y fluroglucina en la corteza. En las hojas, ácido gálico y taninos, y en los frutos principalmente féculas, grasas y azúcares.

## OTROS USOS

Las bellotas tostadas se mezclan con cacao y se emplea con éxito en las diarreas infantiles, a lo que hay que sumar su alto poder nutritivo. Tiene sinergia con el laurel y la salvia para combatir el sudor.

## TOXICIDAD

No tiene toxicidad. Hay que tomar la infusión después de las comidas y no administrar en presencia de gastritis.

# ROMERO

*Rosmarinus officinalis*

## BOTÁNICA

Abundante en todas las zonas mediterráneas es, sin embargo, una planta que crece con facilidad en cualquier lugar, incluso en climas muy secos. Solamente hay que tener cuidado de los fuertes vientos del norte, por lo que estará mejor al lado de algún muro protector. Si dispone del espacio suficiente, alcanzará una altura entre 60 y 120 cm, y

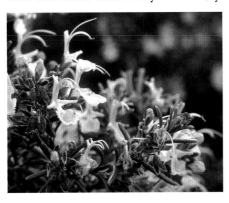

para ello solamente requiere sol y tierra bien drenada y rica en cal. Sus flores son de tonalidad violácea y brotan en primavera, aunque no sobreviven a los inviernos rigurosos, salvo la variedad en macetas, mucho más pobre en esencias que la silvestre.

## RECOLECCIÓN

Aunque puede sembrarse a partir de semillas, lo mejor es coger un esqueje joven de una planta que tenga fuerte olor, teniendo la precaución de no exponerlos a los fríos hasta que hayan echado raíces. Se recolecta en primavera y verano. Se emplean las hojas.

## USOS MEDICINALES

Carminativo, hipertensor, colagogo, antirreumático. Una extraordinaria planta comparable al popular ginseng y que se emplea en decaimientos, hipotensión,

## COMPOSICIÓN

Ácidos cafeico, clorogénico y rosmarínico, taninos, resinas, flavonoides, pineno, canfeno, borneol y alcanfor.

insuficiencia biliar, amenorrea y espasmos digestivos. Mejora la memoria, estimula el sistema nervioso y tiene efectos contra el exceso de colesterol.

## OTROS USOS

Externamente es un buen remedio contra la calvicie, las heridas y la dermatitis seborreica. Es antiparasitario, antineurálgico y antirreumático local.

## TOXICIDAD

No tiene toxicidad. No emplear la esencia en prostatitis o embarazo.

# ROMPEPIEDRAS

## *Lepidium latifolium*

### BOTÁNICA

Se le conoce también como lepidio. Pertenece a las crucíferas y se trata de una hierba de 60 cm de altura que se encuentra en zonas oscuras, húmedas y frescas. Con tallo erecto y hojas esparcidas, tiene pequeñas flores blancas.

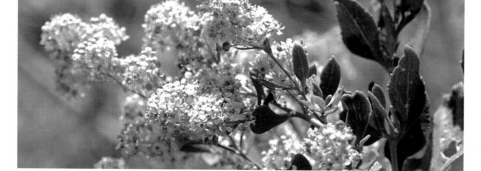

### COMPOSICIÓN

Esencia sulfurada y mirosina.

### RECOLECCIÓN
Se emplea toda la planta.

### USOS MEDICINALES
Es muy eficaz para eliminar cálculos renales.

### OTROS USOS
Como depurativo.

### TOXICIDAD
No se conoce.

# ROSA CANINA

## *Rosa canina*

### BOTÁNICA
Denominada también como rosal silvestre o escaramujo, se trata de un arbusto de la familia de las rosáceas. Su tallo posee hojas de matiz rojo y flores blancas agrupadas en umbelas. El fruto es mortal contra los insectos.

### RECOLECCIÓN
Se recoge en plena floración.
Se emplean los pétalos rápidamente secados.

### USOS MEDICINALES
Los escaramujos son antidiarreicos. Las flores venotónicas. Las hojas, energéticas. Éstas se emplean como emolientes en enfermedades de la piel y los escaramujos contra las diarreas y como diuréticos, además de ser un buen alimento rico en vitamina C. Las semillas son vermífugas.

### OTROS USOS
Fue muy apreciada durante el renaci-

### COMPOSICIÓN

Taninos, ácido gálico y cítrico, flavonoides, carotenos, pectina y vitamina C.

miento por sus múltiples virtudes curativas. Con sus hojas se hace un sucedáneo de café y también la mezcla para pipas.

### TOXICIDAD
No se conoce.

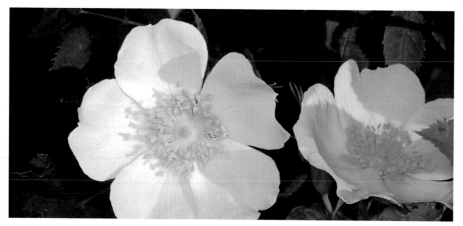

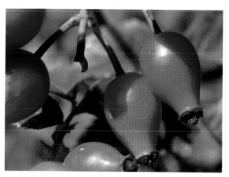

# RUDA

## *Ruta graveolens*

### BOTÁNICA
Planta de las rutáceas, con tallo leñoso, ramos herbáceos, de 50 cm de altura. Las flores tienen pétalos amarillos y las hojas son fuertemente aromáticas.
Se encuentra en lugares rocosos y soleados.

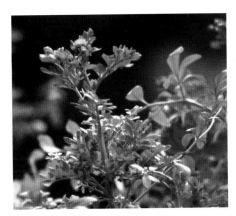

### RECOLECCIÓN
Florece en mayo y agosto. Se emplean las hojas antes de la floración.

### USOS MEDICINALES
Emenagoga potente y protectora vascular.
Amenorreas, hipomenorreas y menopausia precoz.
También es estimulante nervioso, calma los dolores digestivos y externamente se la emplea como rubefaciente en distensiones y calambres musculares. Es eficaz para calmar crisis de histeria, eliminar parásitos intestinales y antiepiléptica.

### OTROS USOS
Desde la antigüedad se le atribuyen propiedades mágicas y por ello era utilizada por las brujas para realizar sus conjuros y

### COMPOSICIÓN
Cumarinas, psoralenos, aceite esencial, rutósido, alcaloides, bergapteno y tanino.

maldiciones. Su papel como abortiva está muy extendido en el ámbito popular, por lo que se recomienda no utilizarla en embarazadas.
Si se emplea tópicamente no exponerse a la luz, ya que es muy fotosensible. Si la planta fresca toca la piel desnuda puede producir ampollas muy alarmantes.

### TOXICIDAD
Su grado de toxicidad es medio y muy alto en embarazadas y niños.

# RUIBARBO

## *Rheum officinale*

### BOTÁNICA
Arbusto perteneciente a las poligonáceas, de grueso rizoma, hojas palmadas y flores hermafroditas.
Se cultiva en terrenos arenosos para decoración.

### RECOLECCIÓN
Se utiliza la raíz.

### USOS MEDICINALES
Es colagoga y colerética, hepática, astringente y aperitiva. Aumenta la producción de ácido clorhídrico, por lo que es adecuada para estimular la digestión y abrir el apetito. Mejora la función hepatobiliar, la atonía intestinal y en pequeñas dosis la diarrea.

### OTROS USOS
En dosis altas se comporta como un laxante enérgico, por lo que hay que usarlo con cuidado. Para combatir las

diarreas o el estreñimiento, pues posee ambas virtudes, se prepara una decocción que se dejará hervir durante diez minutos. Se toma una taza al día repartida en varias cucharadas. También se puede emplear el extracto. Esta planta hay que administrarla

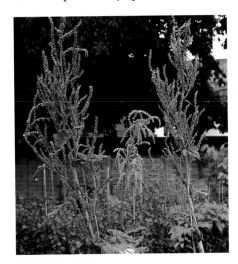

### COMPOSICIÓN
Crisofina, glucósidos, taninos, antraquinónicos, azúcares y resina.

con precaución en ancianos, niños menores de dos años y mujeres lactantes, siendo más recomendable emplear otras plantas que la sustituyan. De cualquier modo, su empleo no debe prolongarse más de dos semanas seguidas y nunca hay que utilizar las hojas que son venenosas.

### TOXICIDAD
Su grado de toxicidad es bajo, puede producir cólicos intestinales. No administrar en el embarazo ni la lactancia, ni en casos de cistitis, cálculos renales o hemorroides.

# RUSCO

*Ruscus aculeatus*

**BOTÁNICA**
Espontáneo y abundante en los sotobosques frescos y húmedos.

**RECOLECCIÓN**
Se recolecta en otoño.
Se emplean las raíces.

**USOS MEDICINALES**
Diurético, astringente, refuerza la pared vascular. Empleado con éxito por la medicina química en la patología de las paredes venosas, es adecuado para tratar hemorroides, varices y flebitis. También como diurético en casos de estancamiento seroso en la cavidad abdominal y en los edemas de pantorrillas o párpados.
Elimina el ácido úrico y por ello

**COMPOSICIÓN**

Potasio, flavonoides, saponinas, esteroides, ruscogenina, resina y aceite esencial.

mejora la gota. Externamente es eficaz en las varices superficiales, los moretones y los sabañones.

**OTROS USOS**
Con la raíz se prepara un sucedáneo del café.

**TOXICIDAD**
Las bayas tienen una toxicidad media, especialmente en niños; por tanto, no ingerirlas. Los brotes son inocuos y se pueden comer en ensalada.

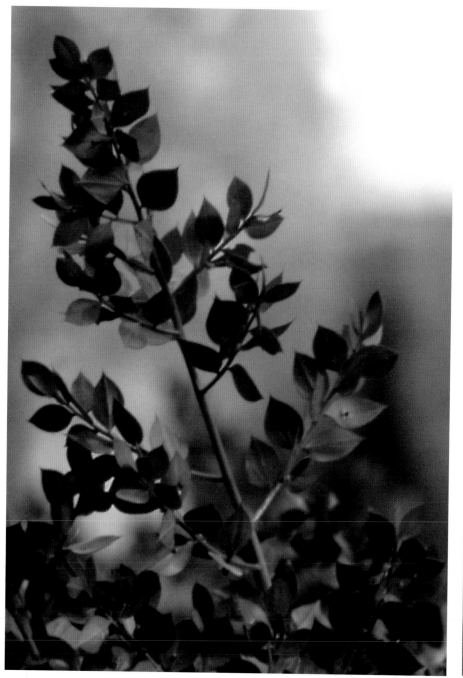

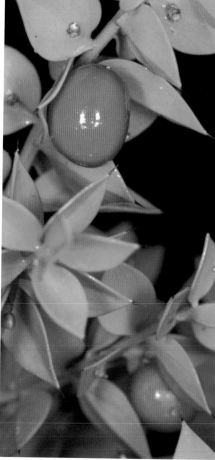

# SALICARIA

## *Lythrum salicaria*

### BOTÁNICA
Planta herbácea de las litráceas, que se encuentra en lugares húmedos y pantanosos. Mide 80 cm de altura, tiene el tallo recto, hojas ovales y flores de color rojo-púrpura.

### RECOLECCIÓN
Florece de mayo a septiembre.

### USOS MEDICINALES
Astringente, antiséptica, vulneraria. Esencialmente es antihemorrágica y antidiarreica.
Cura la disentería, la enteritis e incluso es eficaz en determinados casos de tifus y amebas.

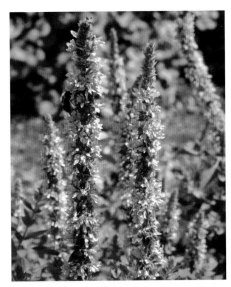

### COMPOSICIÓN
Hierro, mucílago, flavonoides, antocianos y taninos.

### OTROS USOS
Externamente, masticando las hojas se curan las encías sangrantes y es eficaz para lavado de heridas y frenar pequeñas hemorragias cutáneas. Alivia las úlceras varicosas, la vaginitis, la piel enrojecida y el intertrigo.

### TOXICIDAD
No tiene toxicidad.

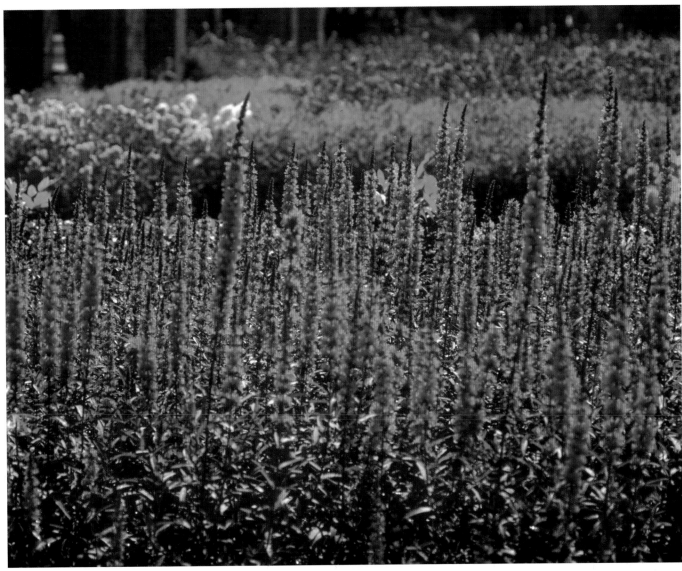

# SALVIA

## *Salvia officinalis*

### BOTÁNICA

Planta perenne y muy resistente, sobre todo la variedad de hojas estrechas; pero necesita un terreno fértil, soleado y bien drenado, especialmente rico en sílice o cal. Hay que sembrarla en la estación templada y suele dar los primeros brotes en un mes. Es una planta que se agota en pocos años, algunas apenas llegan al segundo, por lo que se hace necesario guardar las semillas o los esquejes. Si se la cuida, puede dar flores todo el año.

### RECOLECCIÓN

El corte de la planta se hará antes de la floración y preferentemente lejos de las heladas. Para secarla hay que procurar estirar las hojas, ya que si se enrollan se vuelven grises y se estropean. Por tanto, el secado debe ser rápido, quizá en radiador, moviéndolas de cuando en cuando y deshojando las ramas después.

Se emplean las hojas recogidas antes de la floración.

### USOS MEDICINALES

Es estrogénica, antisudoral y eupéptica. Corrige el exceso de sudación, mejora la falta de apetito, el cansancio y la atonía gástrica; es colagoga, antiasmática y emenagoga. Empleada preferentemente por la mujer, es una

### COMPOSICIÓN

Flavonoides, tuyona, polifenoles, ácido cafeico y ursólico. Vitaminas y sales minerales, además de estrógenos y esparraguina.

planta que mejora una gran cantidad de funciones femeninas, especialmente las relativas a glándulas endocrinas y genitales. El aporte de estrógenos la convierte en la planta de elección en la menopausia y la esterilidad. En uso externo es un eficaz agente para suavizar la piel y eliminar arrugas y para lavados vaginales.

### OTROS USOS

Antiguamente se decía que donde crecía la salvia había salud, y de ahí su nombre. Ciertamente es una planta muy equilibradora del organismo. La esencia, por su contenido en tuyona, implica que sea recomendada solamente por un experto.

### TOXICIDAD

No tiene toxicidad, pero no emplear en el embarazo o la lactancia por su contenido en hormonas.

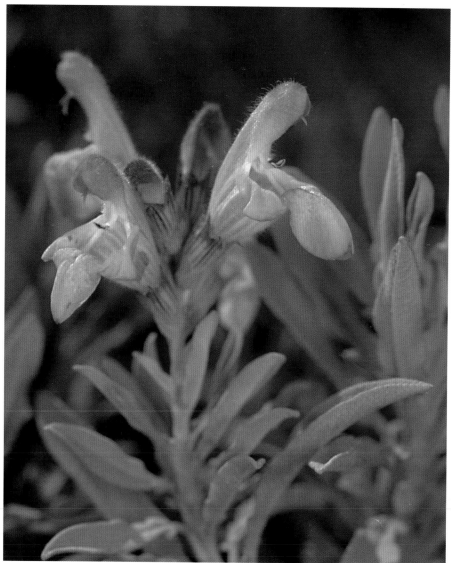

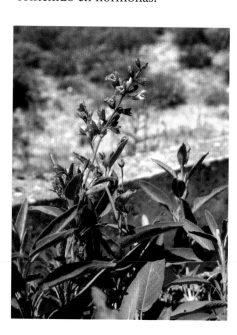

# SAUCE

## *Salix alba*

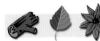

### BOTÁNICA

Pertenece a la familia de las salicáceas. Es un árbol característico en valles fluviales y se encuentran bosques enteros de estos árboles.

Especialmente útil para evitar inundaciones, sus ramas echan raíces cuando caen al suelo. De hoja caduca, alcanza los 20 metros y su tronco puede llegar a tener un metro de grosor.

### RECOLECCIÓN

Las flores se abren en abril y se rompen para liberar unas pequeñas semillas blancas.

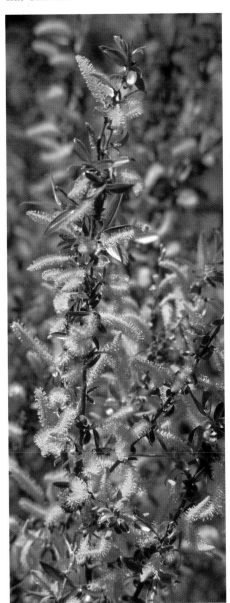

Se emplean la corteza, las hojas y las flores masculinas.

### USOS MEDICINALES

El sauce baja la fiebre, provoca sudor y es analgésico. Aunque el uso de la aspirina le ha desplazado, vuelve a ser de interés al gozar de más y mejores aplicaciones sin efectos secundarios. Por ello se emplea con éxito para combatir la fiebre en las enfermedades infecciosas e incluso en la malaria. Para mejorar las enfermedades reumáticas, como antiinflamatorio y en las dismenorreas. También, y aunque menos utilizado, se emplea contra el histerismo, la angustia y el insomnio, así como para corregir la acidez gástrica y las diarreas. Hay quien le atribuye buenos efectos contra la ninfomanía femenina. Externamente, la corteza o las flores se pueden emplear para lavar heridas, llagas y realizar irriga-

### COMPOSICIÓN

Resina, salicina, tanino, estrógenos y colorantes.

ciones vaginales. Tiene sinergia con el saúco y el eucalipto para bajar la fiebre. Con el harpagofito para mejorar las enfermedades reumáticas. La corteza del sauce debe tener al menos dos años y hay que pulverizarla en el momento de su uso, ya que no se puede conservar.

### OTROS USOS

Se emplea para calmar los ardores sexuales tanto en mujeres como en hombres, quizá sea debido a sus propiedades somníferas.

### TOXICIDAD

No se conoce.

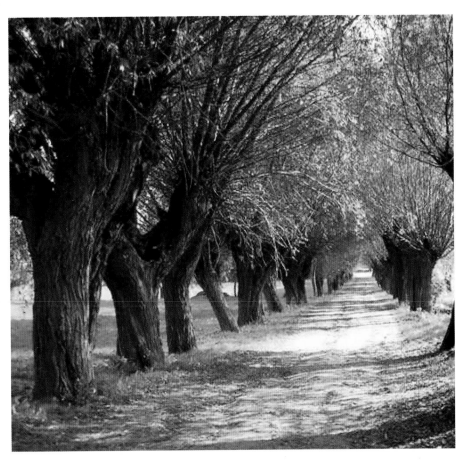

# SAÚCO

## *Sambucus nigra*

### BOTÁNICA

Pertenece a las caprifoliáceas y se encuentra en abundancia en tierras bajas y al pie de las colinas, así como en parques y jardines. La dispersión de sus semillas se realiza mediante los pájaros, quienes gustan particularmente de sus frutos.

### RECOLECCIÓN

Las flores blancas y amarillentas se abren en junio y en septiembre maduran en bayas de saúco negras de cinco milímetros de diámetro.
Se emplean las flores, hojas y corteza.

### USOS MEDICINALES

Sudorífico y vitamínico. Se emplea con éxito en fiebres, gripes y resfriados. También mejora el reumatismo, la gota, la litiasis renal, la cistitis y el estreñimiento. Las hojas tienen efecto laxante

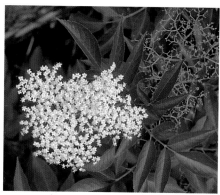

y antihemorrágico, las bayas depuran el organismo y son antineurálgicas, mientras que las flores se emplean en infecciones invernales, contra la tos y para estimular la producción de leche en las madres.

### OTROS USOS

Con el fruto se preparan jaleas y mermeladas, e incluso licores caseros.

### COMPOSICIÓN

Flavonoides, rutina, mucílago y potasio, en las flores.
Alcaloides, colina, triterpenos, en la corteza.
Azúcares, pectina, ácidos orgánicos y antocianos, en los frutos.
Vitamina C, ácido málico y valeriánico, y carotenos, en las hojas.

Su madera es apreciada para fabricar artículos de artesanía. Se le reconocen efectos para estimular las defensas orgánicas.

### TOXICIDAD

Los frutos son algo tóxicos, especialmente para los cardiópatas.

# SIEMPREVIVA

## *Sempervivum lectorum*

### BOTÁNICA

Pertenece a las crasuláceas. Tiene hojas carnosas, verdes, difuminadas de rojo, sobre un tallo que alcanza los diez centímetros. Sus flores son pequeñas de color rojo.

### RECOLECCIÓN

Se emplean las hojas frescas y las partes aéreas.

### USOS MEDICINALES

Es antihemética, diurética y antidiarreica. Por vía interna se emplea poco por sus posibles efectos secundarios, aunque en pequeñas dosis es eficaz para cortar las diarreas y los vómitos, por lo que quizá sea un buen remedio para evitar deshidrataciones.

### OTROS USOS

Externamente, se emplea para curar

hemorroides, llagas y quemaduras, así como para calmar las picaduras de insectos. También en afecciones de garganta y boca y en forma concentrada para quitar los callos. Se aplica externamente para el trata-

### COMPOSICIÓN

Resina, taninos, mucílagos y ácidos fórmico y málico.

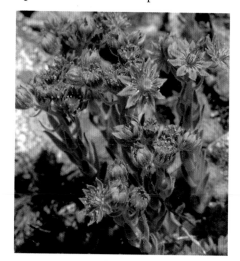

miento de los ganglios hinchados, las úlceras y las heridas supurantes. También se puede aplicar algo más concentrada en los dolores de oídos, las hemorroides y las heridas de difícil cicatrización. Es una excelente planta para las abejas.

### TOXICIDAD

Aunque en dosis adecuadas, puede ser un buen antiemético; si se sobrepasa la cantidad de planta, el efecto es contrario y lo puede agudizar aún más, por lo que se recomienda prudencia.

# TANACETO

## *Tanacetum vulgare*

### BOTÁNICA
Planta aromática de las compuestas, que se encuentra en lugares húmedos, pastos y hondonadas. Su tallo erecto alcanza el metro. Las flores son amarillas, de forma tubulosa y las hojas delgadas y ovales.

### RECOLECCIÓN
Florece en verano.
Se emplean las hojas, flores y los aquenios.

### USOS MEDICINALES
Aperitivo, emenagogo, antihelmínti-

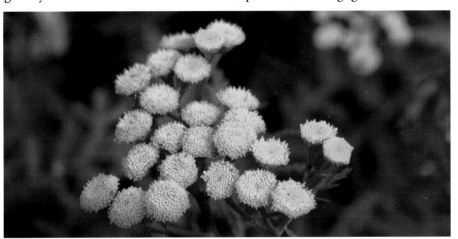

### COMPOSICIÓN
Taninos, flavonoides, tuyona, tanacetina y ácido cafeico.

co. Se emplea para dar sabor a los aperitivos y licores. Provoca la menstruación, ayuda a eliminar parásitos intestinales y mejora la digestión.

### OTROS USOS
Es una hierba habitual en la preparación de bebidas aperitivas.

### TOXICIDAD
Su grado de toxicidad es medio, especialmente la esencia. No administrar a embarazadas ni a niños pequeños. Contraindicado en pacientes de epilepsia.

# TILO

## *Tilia platyphyllos* y otros

### BOTÁNICA
Árbol grande perteneciente a las tiliáceas, que puede alcanzar hasta 20 m de altura, muy longevo y de grandes hojas; tiene tronco y ramas lisas y hojas ligeramente dentadas. Las flores se juntan en haces colgantes y su

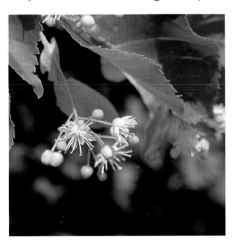

corola es amarilla. El fruto es semiesférico y coriáceo. Crece espontáneo en cualquier parte, aunque ahora es más común su variedad cultivada.

### RECOLECCIÓN
Las flores se recogen a mediados de verano, inmediatamente después de florecer, y se secan a la sombra sin pasar de 35º C. Se emplean las hojas y las flores.

### USOS MEDICINALES
Es antiespasmódico, sedante y sudorífico.
Se emplea ampliamente para casos de angustia y nerviosismo extremo, así como para combatir el insomnio.
Tiene efectos vasodilatadores y, por tanto, sirve para bajar la tensión arterial, calma los espasmos digestivos y mejora las enfermedades causadas por

### COMPOSICIÓN
Aceite esencial, mucílagos, flavonoides, taninos y florglucinol.

enfriamiento. Combate la arteriosclerosis (las flores), el reúma y las diarreas leves.

### OTROS USOS
Ayuda a mejorar discretamente las hepatopatías y estimula el sistema defensivo. Con la madera del árbol se prepara un buen carbón vegetal de propiedades antibacterianas y antipútridas, sirviendo también para cortar las diarreas.

### TOXICIDAD
No tiene toxicidad.

# TOMILLO

## *Thymus vulgaris*

### BOTÁNICA

Matilla leñosa no superior a los 25 cm, que crece espontáneamente por laderas y terrenos aparentemente áridos y pedregosos, aunque debe estar bien drenado y rico en cal. Perteneciente a la familia de las labiadas, tiene hojas grisáceas y flores rosadas o violáceas que brotan en verano.

### RECOLECCIÓN

Para plantarlo deberemos buscar un terreno arenoso, cubrirlo y trasplantarlo posteriormente al lugar definitivo en la época de calor. Si dividimos las raíces o utilizamos esquejes, éstos deberán tener unos cinco centímetros y contener alguna yema del tallo original. Las flores se recogen de junio a agosto en tiempo soleado y seco.

### USOS MEDICINALES

Es el mejor antibiótico natural disponible. Es estimulante, balsámico, carminativo. Eficaz en infecciones de vías respiratorias, especialmente amigdalitis, enfisema, bronquitis y tos irritativa. Insuficiencia biliar, digestiones lentas, gases intestinales, parásitos y falta de apetito. Estimulante nervioso y cerebral, cansancio.

Externamente, para curar infecciones de piel, vaginitis, estomatitis y contra la caída del cabello.

### OTROS USOS

Es el antibiótico de elección en la ho-

### COMPOSICIÓN

Linalol, terpineol, timol, geraniol, carvacrol, flavonoides y ácidos fenólicos.

meopatía, reforzando incluso el sistema inmunitario e impidiendo las recidivas.

### TOXICIDAD

No tiene toxicidad.

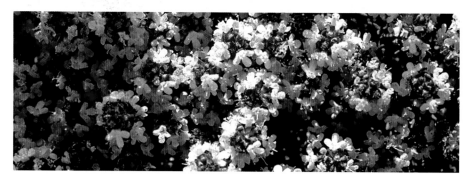

# TORMENTILA

## *Potentilla tormentilla*

### BOTÁNICA

Planta de las rosáceas, de grueso rizoma del cual parten tallos finos cubiertos de pelusilla. Tiene hojas ovales y lanceoladas, de bordes dentados, con flores de color dorado.

### RECOLECCIÓN

Florece en primavera y verano.
Se emplean las raíces y las hojas.

### USOS MEDICINALES

Se le reconocen propiedades como astringente, antihemorrágica, antiinflamatoria y analgésica. Mejora las infecciones gastrointestinales que cursan con diarreas, la disentería y las hemorragias en general. Frena la incontinencia urinaria, especialmente en los ancianos los

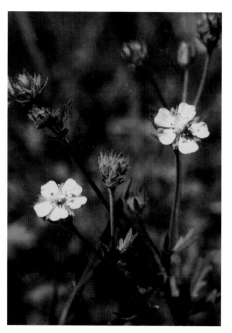

### COMPOSICIÓN

Tormentilina, ácido tormentilínico, catequina, resina y gomas.

flujos vaginales, y ejerce un buen efecto tónico general.

### OTROS USOS

Externamente se emplea en lavados bucales para curar aftas, ulceraciones o estomatitis, así como para calmar escoceduras de piel, quemaduras y dolores reumáticos.

### TOXICIDAD

No tiene toxicidad.

# TRÉBOL DE AGUA *Mentyanthes trifoliata*

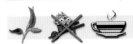

**BOTÁNICA**
Planta de las gencianáceas, de hojas verde pálido, con un peciolo envuelto en una vaina que se divide en tres segmentos foliáceos.

Crece en lugares pantanosos o acuáticos.

**RECOLECCIÓN**
Las flores salen entre mayo y junio.

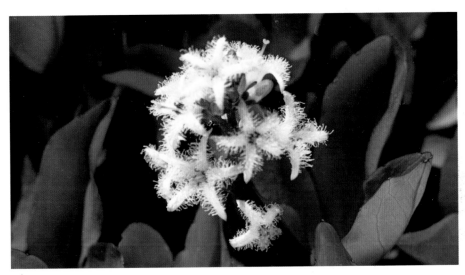

**COMPOSICIÓN**

Meniantina, flavonoides, sales minerales, ácido betulínico, pectina, triterpenos.

Se emplean las hojas secas.

**USOS MEDICINALES**
Produce la bajada de la fiebre, también se utiliza por su buen efecto tónico.

**OTROS USOS**
Mala digestión, inapetencia.

**TOXICIDAD**
No tiene ninguna toxicidad, pero no se puede administrar en las mujeres durante el embarazo.

# TRÉBOL DE PRADO *Trifolium pratense*

**BOTÁNICA**
De la familia de las papilonáceas, tiene una tupida roseta de hojas basales y de su base nace un tallo anguloso y erguido, con hojas trimeras cuyos foliolos tienen una mancha blanca característica. En el extremo del tallo se forman cabezuelas de flores de color rojo violáceo.

**RECOLECCIÓN**
Florecen de junio a septiembre. Se emplean las flores

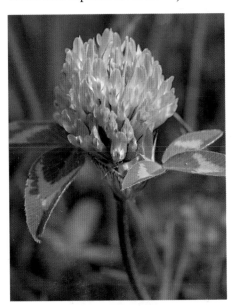

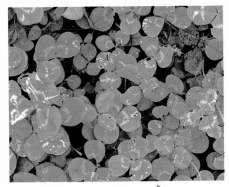

**COMPOSICIÓN**

Vitaminas, taninos, sales minerales y glicéridos.

**USOS MEDICINALES**
Antidiarreico, vulnerario. Se usan las flores para el tratamiento externo de vaginitis, leucorreas, heridas con hemorragias y úlceras varicosas.

**OTROS USOS**
Las hojas se pueden comer en ensalada.

**TOXICIDAD**
No tiene toxicidad.

# TUSILAGO

## *Tussilago farfara*

**BOTÁNICA**

Planta herbácea de las compuestas, de rizoma grueso y tallos escamosos. De flores amarillas y hojas ligeramente dentadas, acorazonadas, se encuentra en lugares húmedos y arcillosos.

**RECOLECCIÓN**

Florece desde enero a abril. Se emplean las hojas.

**USOS MEDICINALES**

Esencialmente es balsámico, antitusígeno y expectorante, con ligera actividad antibiótica. Es una planta utilizada ampliamente para calmar la tos, al mismo tiempo que facilita la expulsión del moco, especialmente cuando es muy espeso. Puede emplearse en traqueítis, en la tos irritativa, laringitis, asma o enfisema, y con menor eficacia en amigdalitis. Es también una planta depurativa y sudorífica, por lo que es eficaz incluso en gripes. En uso externo se recomienda como cataplasma en las úlceras cutáneas y para gargarismos en casos de afonía.

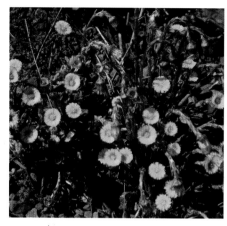

También se puede emplear quemando las hojas y raíces y aspirando el humo, con lo que mejoraremos el asma, especialmente si mezclamos también estramonio. Tiene sinergia con la pulmonaria en las bronquitis y con el erisimo en las afonías.

**OTROS USOS**

Con las hojas y flores desmenuzadas se elaboran almohadas artesanales especialmente cómodas.

### COMPOSICIÓN

Contiene inulina, un pigmento denominado xantofila, taninos, ácido urónico, pentosa, galactosa, mucílagos, sustancias antibióticas, flavonoides y un aceite volátil. También abundantes sales minerales, entre ellas magnesio, potasio, calcio, azufre, fósforo, sodio y sílice, e incluso cinc. Las hojas contienen gran cantidad de vitamina C y hay quien las come incluso en ensalada por su riqueza nutritiva.

**TOXICIDAD**

Su grado de toxicidad es bajo. Últimamente se le ha descubierto una sustancia, la senkirkina, la cual se cree tiene acción hepatotóxica y cancerígena, aunque estas acciones no han sido probadas. De todas formas, y al tratarse de un alcaloide, recomendamos no hacer uso prolongado del tusilago.

# TUYA

## *Thuja occidentalis*

**BOTÁNICA**

Árbol perenne de tallo recto cuyos pecíolos cubren totalmente las ramas. De la familia de las cupresáceas, tiene hojas escamosas, grasas, de color amarillo verdoso y la corteza marrón. El fruto es una pequeña piña formada por escamas alargadas que recubren las semillas.

Procedente de Virginia, se cultiva en cementerios y jardines, creciendo espontáneo junto a caminos y carreteras.

**RECOLECCIÓN**

En junio. Se utilizan las hojas.

**USOS MEDICINALES**

Emenagoga. Es empleada popular-

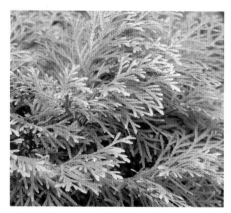

mente para provocar el período, aunque en la actualidad su uso está centrado en el tratamiento externo de las verrugas. El efecto de la tuya en este caso es lento, pero impide la propa-

### COMPOSICIÓN

Taninos, esencias terpénicas, azúcares, tujina y tuyona.

gación de las verrugas. En homeopatía se tratan también, pero por vía interna.

**OTROS USOS**

Se emplea también en papilomas y condilomas.

**TOXICIDAD**

Su grado de toxicidad es bajo. No emplear en gestantes.

# ULMARIA

## *Filipendula ulmaria*

### BOTÁNICA
Planta herbácea de la familia de las rosáceas, tiene hojas pecioladas, ovales, con flores pequeñas y blancas.
Se encuentra en zonas húmedas y a lo largo de los ríos.

### RECOLECCIÓN
La recolección de las flores de la planta tiene lugar en la estación de primavera.
Se emplean las flores y hojas.

### USOS MEDICINALES
Se emplea en el reumatismo, los cálculos renales y como analgésico.
La ulmaria es diurética, depurativa y antipirética, también actúa como anticoagulante y ayuda en la prevención de la trombosis.

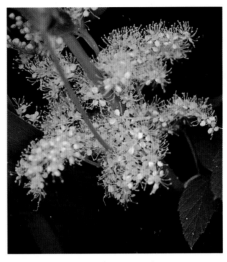

### OTROS USOS
En la antigüedad se utilizaba contra la malaria y como ambientadora de hogares.

### COMPOSICIÓN
Salicitato de metilo y flavonoides.

### TOXICIDAD
Su grado de toxicidad es bajo, aunque no debe ser administrado en presencia de úlceras o hemorragias.

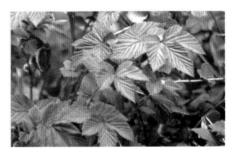

# VALERIANA

## *Valeriana officinalis*

### BOTÁNICA
Conocida como hierba de los gatos, esta planta herbácea, de numerosas raíces con el interior hueco, llega a alcanzar los 1,5 m de largo y sus bellas flores de color rosa atraen fuertemente a los insectos.
Se encuentra preferentemente en zonas húmedas, tanto silvestre como cultivada, y suele extenderse por muros y rocas si el lugar es lo suficientemente húmedo.

### RECOLECCIÓN
Se desentierra al final de la primavera o en otoño y se limpian las raíces utilizando un fuerte cepillo.
Se emplea la raíz.

### USOS MEDICINALES
Es famosa por sus efectos sedantes, que pueden inducir al sueño. También se le reconocen acciones an-

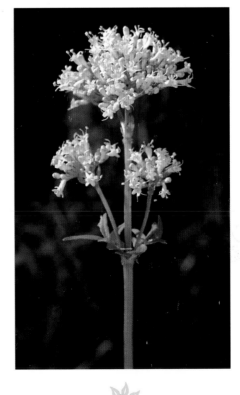

### COMPOSICIÓN
Esencia, tanino, valeriana, glucosa, enzimas y valerianina.

tiepilépticas, contra la excitabilidad nerviosa, agotamiento nervioso e insomnio.
Paradójicamente, dosis altas o prolongadas pueden provocar intranquilidad y nerviosismo.

### OTROS USOS
Se emplea en el hipertiroidismo y para corregir los calambres por agotamiento muscular. Aplicada externamente, alivia los dolores musculares y neurálgicos.

### TOXICIDAD
No tiene toxicidad.

# VARA DE ORO — *Solidago virgaurea*

### BOTÁNICA

Pertenece a las compuestas. De tallo con flores doradas, raíz cilíndrica muy profunda, se encuentra en terrenos secos de zonas boscosas, entre arbustos, en dunas y pedregales.
Crece hasta 25 cm, aunque puede llegar hasta el metro.

### RECOLECCIÓN

Florece entre julio y septiembre. Se emplean las sumidades floridas y las hojas.

### USOS MEDICINALES

Se emplea preferentemente como diurética, antiséptica y antiinflamatoria de las vías urinarias. Refuerza la pared venosa y mejora las varices y los edemas. Tiene efectos favorables en

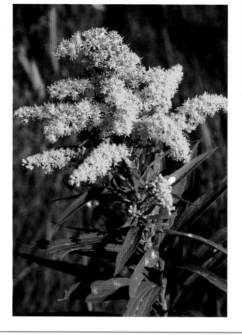

### COMPOSICIÓN

Flavonoides, cumarinas, taninos, ácido fenólico, saponinas e inulina.

diarreas, enteritis, obesidad e incluso en la hipertensión. Es sedante suave. Disuelve los cálculos renales.
Externamente, se puede emplear para aftas bucales y heridas.

### OTROS USOS

Parece ser que al macerarla en vino sus propiedades son mucho más eficaces que en infusión.

### TOXICIDAD

No tiene toxicidad.

# VERBENA — *Verbena officinalis*

### BOTÁNICA

Hierba de 60 cm de altura, recta y con raíz fusiforme. El tallo es cuadrangular, las hojas opuestas, y las flores de color rosa que forman una mazorca terminal. Se encuentra al borde de los caminos y en lugares con escombros y baldíos.
Utilizada y sumamente apreciada en la antigüedad (se la conocía como "hierba de la paz"), es hoy considerada una planta menor.
Los estudios sobre ella la están dando nuevo interés, empleándose también para elaborar un sabroso té.

### RECOLECCIÓN

Se recolecta en verano antes de la floración. Se emplean las hojas y las raíces.

### USOS MEDICINALES

Es espasmolítica, sedante ligera, digestiva, diurética y cardiotónica. Planta de uso muy popular, especialmente como sedante suave. Favorece

la digestión al estimular la liberación de enzimas y el peristaltismo, alivia la congestión del hígado, estimula la liberación de bilis y ayuda a eliminar los cálculos biliares y renales.
Tiene buenas propiedades para disminuir las taquicardias y palpitaciones de origen cardiaco, alivia las migrañas, las neuralgias y favorece la elimi-

### COMPOSICIÓN

Tanino, esencia, verbenalósido, que se transforma en verbenalol, y mucílagos.

nación de orina. Externamente se emplea en gargarismos para aliviar la faringitis y en cataplasmas contra las torceduras, reumatismo y dolores de costado, así como para la ciática.

### OTROS USOS

La tradición popular la considera una hierba santa y la emplea para estimular las contracciones uterinas antes del parto, también como afrodisíaco femenino y para alejar los malos espíritus.

### TOXICIDAD

No tiene toxicidad.

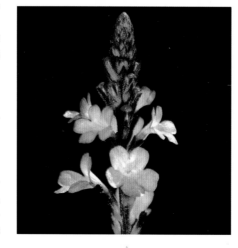

# VERDOLAGA

*Portulaca oleracea*

**BOTÁNICA**

Perteneciente a las portulacáceas, se trata de una planta rastrera, jugosa y carnosa, con hojas rojizas estrechas y flores de color rojo o amarillo. Se encuentra silvestre en parques y jardines de terrenos áridos y secos.

**RECOLECCIÓN**

Se recolecta a finales del verano.
Se emplean las hojas y los tallos como exquisita ensalada cruda.

**USOS MEDICINALES**

Vitamínica, depurativa y refrescante. Tiene efectos favorables para disolver los cálculos renales, es desinfectante de las vías urinarias y aumenta discretamente la diuresis. Favorece la coagulación de la sangre.

**OTROS USOS**

De gusto exquisito como ensalada, la verdolaga, sin embargo, apenas es considerada por la gente y es pisoteada y arrancada allí donde crece. Se puede preparar cruda, cocida o

### COMPOSICIÓN

Mucílagos, sales, saponina, proteínas y vitamina.

frita, conservando siempre su suave sabor, e incluso con ella se puede preparar un sabroso zumo. Exquisito alimento para los conejos.

**TOXICIDAD**

No tiene.

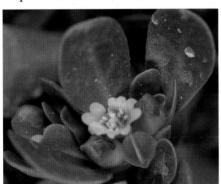

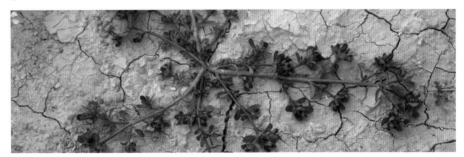

# VINCAPERVINCA

*Vinca minor*

**BOTÁNICA**

De la familia de las apocináceas, esta planta herbácea, de tallos erectos y flores de color azul violeta, tiene hojas opuestas y frutos ovales rellenos de semillas duras. Se encuentra en los bosques y lugares frescos.

**RECOLECCIÓN**

Florece entre abril y mayo.
Se emplean las hojas.

**USOS MEDICINALES**

Vasodilatador cerebral, hipotensora y protector vascular. En especial para los problemas de circulación cerebral, mejorando incluso la función de los pequeños vasos sanguíneos. Hipertensión moderada, arteriosclerosis, acúfenos, vértigos y fragilidad capilar.

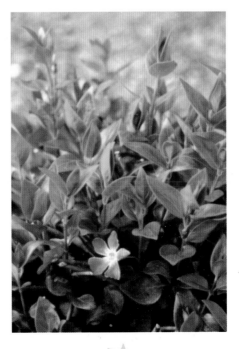

### COMPOSICIÓN

Carotenos, tanino, vincina y vincósido. La raíz, vincamina, isovincamina y vincaminina.

Tiene sinergia con el ginkgo biloba y el espino blanco.

**OTROS USOS**

Estimula la menstruación.

**TOXICIDAD**

Tiene un grado de toxicidad entre medio y bajo.
La vincapervinca está totalmente contraindicada en personas que padezcan tumores cerebrales.

# VIOLETA

## *Viola odorata*

### BOTÁNICA

Planta herbácea de las violáceas, de hojas acorazonadas y flores formadas por una corola de cinco pétalos

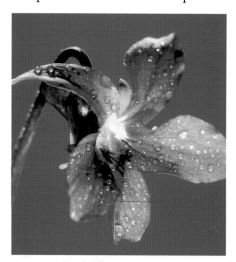

irregulares. Se encuentra silvestre y se cultiva por su belleza y olor.

### RECOLECCIÓN

Florece en la primavera.
Se emplean las raíces, flores y hojas.

### USOS MEDICINALES

Es bronquial, sudorífica, laxante y antiinflamatoria. Como expectorante en las afecciones broncopulmonares y en las pleuritis. Posee efectos contra la tos y ayuda a bajar la fiebre. Eficaz en las cistitis y otras infecciones urinarias, así como en el estreñimiento leve.

### OTROS USOS

Externamente, tiene buenos efec-

### COMPOSICIÓN

Antocianos, mucílagos, esencia y saponinas.

tos como emoliente en quemaduras y grietas de la piel. También calma los dolores de oído y desinfecta la boca. Dosis altas ejercen un fuerte efecto laxante, por lo que no debe emplearse en enfermos, ancianos o niños para estos fines.

### TOXICIDAD

Su grado de toxicidad es bajo. Puede inducir al vómito.

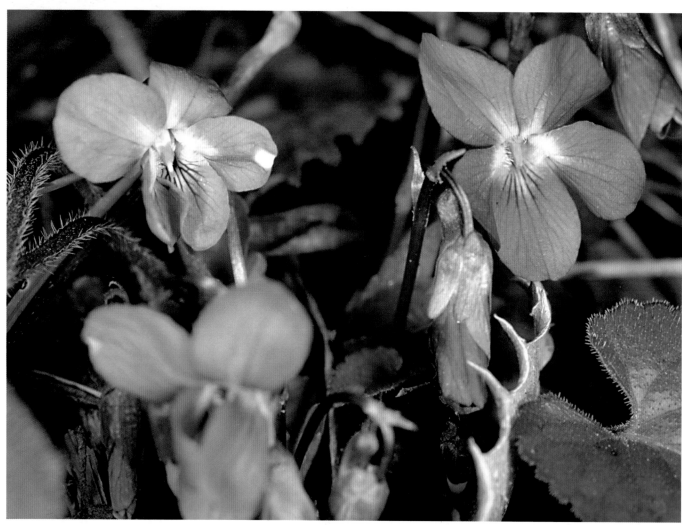

# VULNERARIA

*Anthyllis vulneraria*

**BOTÁNICA**
Planta herbácea de la familia de las papilionáceas, habitualmente en las zonas montañosas. La raíz, perenne, produce tallos rojizos de hasta 30 cm de altura.

**RECOLECCIÓN**
Se emplean las hojas y raíces.

**USOS MEDICINALES**
Es astringente y vulneraria. Se emplea exclusivamente de forma externa en el tratamiento de heridas, hemorragias y llagas.

**OTROS USOS**
Heridas en general. En uso local es astringente y desinfectante.
Internamente es ligeramente laxante, estimula el organismo y facilita los intercambios celulares. Para estimular el organismo y facilitar los intercambios celulares hay que tomar una taza a lo largo del día. Externamente es muy adecuada para reforzar las encías y para las amigdalitis.

**TOXICIDAD**
No tiene toxicidad.

**COMPOSICIÓN**

Saponina, taninos, flavonoides y mucílagos.

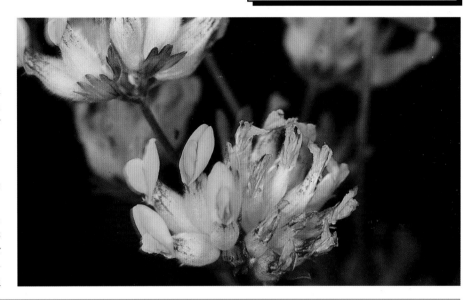

# ZARAGATONA

*Plantago psyllium*

**BOTÁNICA**
Plantaginácea de tallo velloso de hasta 30 cm de altura, de color verde claro y poco ramificado. Las flores son diminutas, blancuzcas o pardas, y las hojas delgadas y lineales.

**RECOLECCIÓN**
Se emplean las semillas.

**USOS MEDICINALES**
Laxante y emoliente.
Estreñimiento, suavizante en gastritis y colon irritable, cistitis.

**OTROS USOS**
Externamente, en furúnculos y heridas. Tiene la propiedad de hincharse con el agua, especialmente las semillas por su contenido en mucílagos, siendo útil como purgante mecánico al aumentar el volumen intestinal.

**TOXICIDAD**
No tiene toxicidad.

**COMPOSICIÓN**

Mucilagos, aucubósido, oligoelementos y potasio.

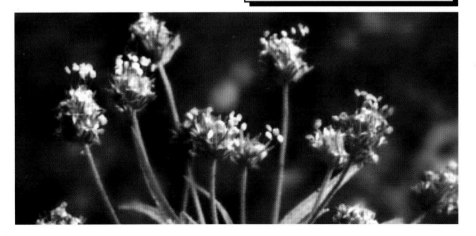

# ZARZA

*Rubus fructicosus*

**BOTÁNICA**

Conocida también como zarzamora, se trata de una rosácea trepadora provista de afilados pinchos.
Este arbusto produce deliciosos frutos oscuros de pulpa blanda cuando están maduros.

**RECOLECCIÓN**

Los frutos maduran en agosto y las flores en abril y mayo.
Se emplean las hojas frescas y los frutos.

**USOS MEDICINALES**

Se emplea el fruto como energético y para fabricar mermeladas y licores. Las hojas para gargarismos en estomatitis.

**OTROS USOS**

Las hojas pueden utilizarse de manera tópica y con buenos resultados en aplicaciones para quemaduras e hinchazones de la piel.

**TOXICIDAD**

No tiene toxicidad.

**COMPOSICIÓN**

Antocianósidos, ácidos orgánicos, asparragina, glúcidos.

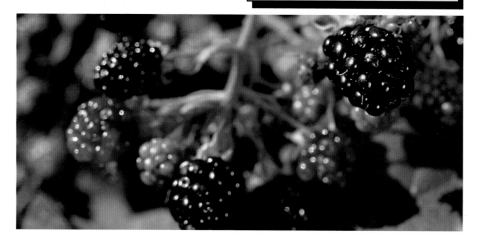

# ZARZAPARRILLA

*Smilax aspera*

**BOTÁNICA**

Pertenece a las liliáceas y vegeta espontánea en bosques. Puede alcanzar el metro de altura y posee numerosas ramas flexibles recubiertas de pinchos afilados. Las hojas verdes están manchadas de blanco o negro.

**RECOLECCIÓN**

Las flores salen en septiembre y octubre, y en otoño los frutos. Se emplea la raíz.

**USOS MEDICINALES**

Es sudorífica, diurética y depurativa. Se emplea como diurética para favorecer la expulsión de la urea y el ácido úrico, por lo que es útil en la gota y el reumatismo.
También es eficaz en la nefritis, litiasis renal y como tratamiento depurativo interno de las enfermedades de la piel. Favorece la digestión, mejora la absorción de los nutrientes y activa el metabolismo.
Ayuda a bajar la hipertensión y las cifras altas de colesterol.

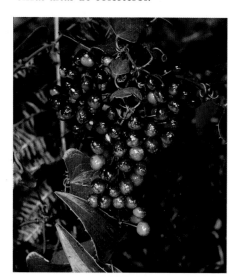

**COMPOSICIÓN**

Contiene sobre todo saponinas, almidón, colina, sales minerales y oxalato de cal.

**OTROS USOS**

Se le atribuyen propiedades para curar la sífilis y como planta para realizar conjuros y curar las enfermedades graves. Tiene sinergia con las hojas del nogal para emplearla como depurativa y eliminar el ácido úrico. Existe una variedad, la *Smilax medica*, que se da en Méjico, que es más eficaz y tiene fama como afrodisíaca y estimulante genital masculina.

**TOXICIDAD**

No tiene toxicidad.

# GLOSARIO DE TÉRMINOS UTILIZADOS

**Amenorrea:** Falta de menstruaciones.

**Analgésico:** Que calma o quita el dolor.

**Anestésico:** Que atenúa o elimina la sensibilidad.

**Antídoto:** Que neutraliza la acción de los venenos.

**Antiemético:** Que corta o impide el vómito.

**Antiespasmódico:** Remedio contra los espasmos y los dolores agudos neurálgicos y de otra naturaleza.

**Antiespástico:** Calmante de los dolores de la musculatura.

**Antihelmíntico:** Vermífugo, elimina parásitos.

**Antipirético:** Que baja la fiebre.

**Antiséptico:** Que destruye las bacterias.

**Antitérmico:** Tiene el mismo significado que antipirético.

**Antitusígeno:** Impide o corta la tos.

**Aperitivo:** Bebida o fármaco que estimula el apetito.

**Aséptico:** Esterilizado, que no contiene gérmenes.

**Astringente:** Que disminuye o detiene la secreción o la absorción.

**Balsámico:** Que contiene esencias balsámicas.

**Cardiotónico:** Que aumenta el tono del músculo cardiaco.

**Carminativo:** Que favorece y provoca la expulsión de los gases intestinales.

**Cáustico:** Sustancia que quema, que corroe.

**Cefalea:** Ligero dolor de cabeza.

**Colagogo:** Que provoca y favorece la expulsión de la bilis.

**Colapso:** Súbito debilitamiento y abandono de las fuerzas.

**Colerética:** Estimula la producción de bilis.

**Dentición:** El período en que salen los dientes.

**Depresión:** Descenso del tono normal hacia la tristeza, la melancolía y el abatimiento.

**Depurativo:** Fármaco o medicamento que libera al organismo y a la sangre de los elementos tóxicos.

**Detergente:** Que sirve para limpiar heridas y llagas.

**Diaforético:** Que provoca y favorece el sudor.

**Dismenorrea:** Menstruaciones difíciles o irregulares.

**Disnea:** Dificultad en la respiración.

**Diuresis:** Secreción de orina.

**Diurético:** Que provoca abundante secreción de orina.

**Eccema:** Enfermedad de la piel con enrojecimiento y prurito.

**Emético:** Que provoca, excita y favorece el vómito.

**Emenagogo:** Que provoca las menstruaciones.

**Emoliente:** Remedio que refresca y elimina o previene las inflamaciones.

**Energético:** Que estimula las energías.

**Enteritis:** Inflamación del intestino.

**Enterocolitis:** Inflamación del intestino delgado y del colon.

**Epistaxis:** Hemorragia nasal.

**Espasmolítica:** Corrige o anula los espasmos.

**Estimulante:** Que excita la función de los órganos y que estimula la circulación de la sangre.

**Estomáquico:** Que ayuda al estómago.

**Expectorante:** Que provoca y facilita la expulsión del catarro bronquial.

**Galactófago:** Que detiene la secreción de la leche.

**Galactógeno:** Que favorece la secreción láctea.

**Hemicránea:** Dolor de cabeza limitado a una sola parte. Pero comúnmente la palabra se utiliza para indicar el dolor de cabeza general.

**Hipnótico:** Que facilita y provoca el sueño.

**Hipomenorrea:** Poco flujo en la menstruación.

**Hipotensor:** Que baja la tensión.

**Impétigo:** Enfermedad de la piel que se manifiesta con pústulas y costras caídas, las cuales no dejan cicatrices sobre la piel.

**Laxante:** Purgante suave.

**Leucorrea:** Secreción vaginal y uterina. Pérdidas blancas.

**Linimento:** Preparación a base de aceite y sustancias medicamentosas para practicar masajes.

**Meteorismo:** Gas en el estómago y en el intestino que provoca hinchazones y dolores.

**Metritis:** Inflamación del útero.

**Metrorragia:** Hemorragia uterina.

**Pectoral:** Que cura las enfermedades y las inflamaciones del aparato respiratorio.

**Profiláctico:** Que sirve para prevenir la difusión de una enfermedad.

**Resolutivo:** Que resuelve un mal.

**Revulsivo:** Medicamento que provoca un aumento del flujo sanguíneo en una determinada parte del cuerpo con fines curativos.

**Rubefaciente:** Que llama la sangre a la superficie de la epidermis.

**Tónico:** Medicamento que excita la actividad orgánica.

**Vulnerario:** Que cura heridas y llagas.

# ÍNDICE DE PLANTAS

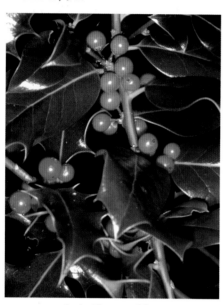
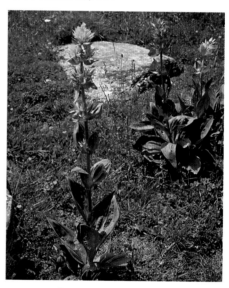

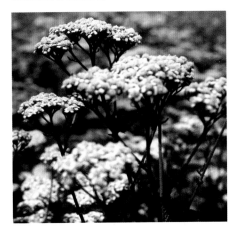

*Milenrama-Achillea millefolium.*

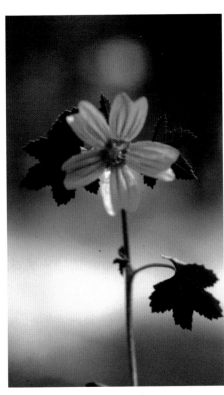

*Malva-Malva sylvestris.*

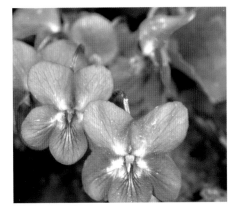

*Violeta-Viola odorata.*

# ÍNDICE DE TÉRMINOS CIENTÍFICOS

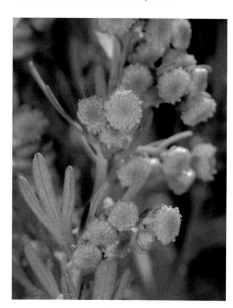

*Ajenjo-Artemisia absinthium.*

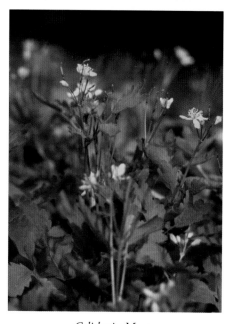

*Celidonia Mayor.*

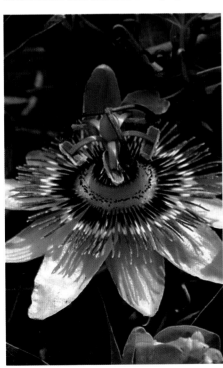

*Pasiflora-Passiflora caerulea.*

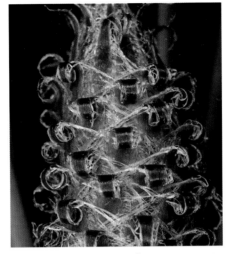

*Pino-Pinus sylvestris.*

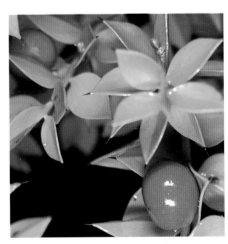

*Rusco-Ruscus aculeatus.*

# PARTE UTILIZADA EN CADA PLANTA

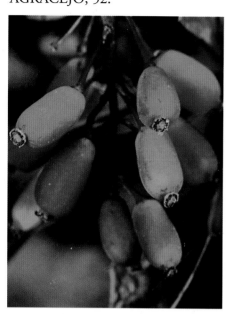
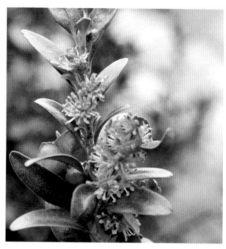

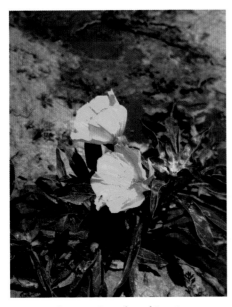

*Onagra-Oenothera biennis.*

## RAÍZ

## SEMILLA

## TOTALIDAD DE LA PLANTA

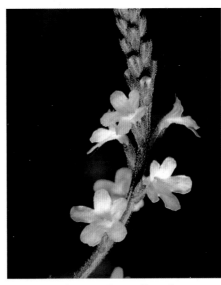

*Verbena-Verbena officinalis.*